中医哲学新思考：中医学文化内涵研究

主　编　张宇鹏

副主编　于　峥　杜　松　郑　齐　王国为

编　委（按姓氏笔画排列）

于佳田　王　超　王婉冰　邓诗月

龙安然　付高爽　杨　威　吴　琼

佟　旭　余秋慧　林雨晗　宫　鸣

贾亚菲　唐竹慧　黄晓华　梁　媛

彭　鑫　温韫然

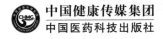

中国健康传媒集团

中国医药科技出版社

内 容 提 要

本书为中医学理论研究的学术专著。中医学理论具有"文化""医学"与"科学"多重属性相互融合的特点，然而由于历史的发展与时代的变迁，使得中医学理论本身在语言与思维方式方面出现难以适应现代社会的"脉络性"断裂，对当代人理解中医学造成相当大的困扰。本书从中医学理论入手，尝试在现代学术语境下深入探讨中医学"文化属性"与"医学属性""科学属性"的关系，在深入开展中医学学术研究的同时，也能够起到一定的科普作用。

图书在版编目（CIP）数据

中医哲学新思考：中医学文化内涵研究／张宇鹏主编 -- 北京·中国医药科技出版社，2024.11.
ISBN 978-7-5214-4940-2

Ⅰ．R2-05

中国国家版本馆 CIP 数据核字第 2024BC7500 号

美术编辑　陈君杞
版式设计　友全图文

出版　**中国健康传媒集团** | 中国医药科技出版社
地址　北京市海淀区文慧园北路甲 22 号
邮编　100082
电话　发行：010－62227427　邮购：010－62236938
网址　www.cmstp.com
规格　710mm×1000mm $^{1}/_{16}$
印张　9
字数　157 千字
版次　2024 年 11 月第 1 版
印次　2024 年 11 月第 1 次印刷
印刷　河北环京美印刷有限公司
经销　全国各地新华书店
书号　ISBN 978－7－5214－4940－2
定价　**36.00 元**

获取新书信息、投稿、为图书纠错，请扫码联系我们。

前言

众所周知，中医学理论体现了中国传统文化的背景和特征，是具有中国特色的医学理论。中医学中蕴含着大量中国传统哲学的理念与内容，然而这在中国古代社会是"百姓日用而不知"，并没人对此特别关注。直到清末民初，西方科学与西医学大举传入，"科学化"成为当时的社会风尚，中医学受到前所未有的冲击，余云岫、章太炎、胡适、梁启超等学者多次从哲学思想上激烈批判中医学理论，恽铁樵等医家亦著书发文回应反驳，这才使得中医学理论中所隐含的哲学问题进入到人们的视野当中。由此，人们发现中医学并不仅具有"医学"与"科学"的属性，其作为一门具有独特理论体系与实践方式的传统医学科学，同样具有鲜明的"文化"属性。而这几种属性的相互融合，正是中医学有别于西医学的独特之处，也是中医学得以在数千年中一以贯之地保持其学术特色的关键所在。

然而，由于历史的发展与时代的变迁，使得中医学理论本身在语言与思维方式方面出现难以适应现代社会的"脉络性"断裂，给当代人理解中医学造成相当大的困扰。当前行业内外及社会上对于中医学理论的种种误解与质疑，究其本质，往往都源于对中医学理论中"医学""科学"与"文化"多种属性的混淆认知。因此，如何正确地认识中医学理论的文化属性，如何正确解读中医学理论中的"文化内涵"，以及如何正确地认识中医学理论中"医学""科学"与"文化"多种属性的相互影响，是当前中医学理论"守正创新"所必须解决的重大问题。

中医学的文化内涵属于中医哲学研究的重要组成部分。本书着眼于中医学的文化内涵，系统地阐述了传统文化对于中医学发展的影响。书中提出中医学理论中所蕴含的文化内涵，是中国传统文化理念在中医学中的体现，即为中医学理论中所蕴含的中国传统思维方式与哲学思想，大致包括三个方面的内容：①中医学所特有的思维方式；②中医学之核心观念；③中医理论中所借用的哲学基本概念与理论。中医学理论的文化内涵主要表现为中国传统文化与哲学思想对中医学理论形式、内在结构与基本框架构建的影响，是中医学有别于其他医学的根本，是确保中医学理论历经数千年而传承不绝的渊源所在。

本书从中医学理论入手，尝试在现代学术语境下深入探讨中医学"文化"与"医学""科学"等多重属性的相互影响，对中医药理论的文化内涵作出面向当代医学发展的诠释工作。此外，书中还对中医学文化内涵与中医哲学的关系、中医学理论研究方法、中西医学比较及中医学现代化等行业与社会普遍关心的热点问题，进行了较为深入的学术探讨，也在一定程度上回应了社会上对于中医学学术发展的普遍关切。

2021年，笔者有幸参与了中国中医科学院科技创新工程重大攻关项目"中医文化学"，承担其中课题"中医学理论的文化内涵研究"的研究工作。本书为笔者多年研究成果汇集之作，同时也是课题研究成果的最终体现。但鉴于研究工作的复杂性，本书仅是阶段性成果的总结，书中很多内容还需要更加深入地研究与考证。但也代表了笔者多年独立思考后对中医学的一些新的认识，希望可以给同侪与后辈提供一些不同的参考。

在本书研究与写作的过程中，得到了中国中医科学院基础所与医史所诸多同仁多方面的大力支持、指导与协助，在此致以由衷的感谢！

由于笔者水平有限，疏漏与不足之处在所难免，真诚希望各位专家与读者多多指教。

张宇鹏

2024年11月

目录

上 篇

下　篇

上 篇

第一章 中医学理论的文化内涵

中医学是起源、发展于中国，在长期的生产、生活与医疗实践中产生，是研究人体生命活动规律、维护健康、防治疾病，具有独特理论体系与实践方式的医学科学。中医文化是中华优秀传统文化的重要组成部分和杰出代表，体现了中华优秀传统文化的核心价值观念和原创思维方式，融合了中国古代自然科学和人文科学的精华，凝聚了古圣先贤和儒道佛文化的智慧，充分展现了中华优秀传统文化的独特魅力。中医文化是中医学的根基和灵魂，不仅决定了中医学的本质与特色，而且决定了中医学的历史形成和未来发展。

一、什么是文化

"文化"是一个相当宽泛的概念，迄今已经有上百种概念界定，最常被引用的是英国人类学家泰勒的定义："所谓文化或文明，就其广泛的民族学意义来说，就是包括全部的知识、信仰、艺术、道德、法律、风俗以及作为社会成员的人所掌握和接受的任何其他的才能和习惯的复合体①。"然而，这实际上只是对诸多文化现象的描述，并没有对文化本身作出严格的定义。类似的如我国学者张岱年提出的"所谓文化包含哲学、宗教、科学、技术、文学、艺术以及社会心理、民间风俗等②。"显然，用列举的方法来定义文化过于粗糙，不能令人满意。

另一类定义方法，则试图从对文化的功能或价值等方面做出界定，如康德认为："文化乃是人作为有理性的实体，为了一定的目的而进行的有效的创造③。"孙中山提出："文化是人类为了适应生存要求和生活需要所产生的一

---

① [英] 爱德华·泰勒. 原始文化 [M]. 上海：上海文艺出版社，1992.
② 张岱年. 文化与哲学 [M]. 北京：教育科学出版社，1988.
③ [德] 康德著，韦卓民译. 判断力批判（上下）[M]. 北京：商务印书馆，1985.

切生活方式的综合表现①。"这是对文化之功用的认定。梁启超亦认为："文化者，人类心能所开积出来之有价值的共业②。"这则是从文化对于人类之价值的方面做出的认定。其余还有从结构分析、历史探源的角度对文化之概念给出的定义。但这一类定义的缺点是大多只抓住文化的一定典型的性质，但其实并不能涵盖所有的人类文化现象，有以偏概全之嫌。

文化在《辞海》中的定义是："广义指人类在社会实践过程中所获得的物质、精神的生产能力和创造的物质财富和精神财富的总和。狭义指精神生产能力和精神产品，包括一切社会意识形式：自然科学、技术科学、社会意识形态。有时又专指教育、科学、文学、艺术、卫生、体育等方面的知识与设施③。"这一定义在我国曾被广泛引用，然而细究起来，实际上也并不确切。《辞海》中的定义使得文化被认为规定了广义与狭义之别，然而其广义范围太广，似乎只要与人有关的无不可谓之"文化"，这显然扩大了文化的范围；而狭义者又过狭，仅只包括了精神生产能力和精神产品，显然也并不适用。

那么，究竟什么才是文化呢？综合多位学者对"文化"的概念定义与内容论述，我们大致可以总结出两点各家共识。这两点共识虽非严格的定义，但也能对我们正确理解文化的概念有所帮助。

首先，文化是人类主动创造的物质与精神成果。文化源于人的创造而非天然，这是各家的共识，然而是不是所有的物质与精神成果都属于文化呢？实际上这是需要仔细分析的。比如，我们常说"酒文化"，但并非所有与酒有关的都属于文化，如粮食中的糖类发酵产生酒精的过程，属于自然的化学变化，只要条件适合就会发生，并不属于文化范畴；而酿造某种酒类相关的粮食配方、酿造程序、饮用方法以及其历史传承的仪式、习俗、文物等，由人类所主动创造，才属于文化范畴。

其次，文化在不同的国家、民族或人群中是有差别的。文化是人类社会基本的特征，其根据不同种族、不同民族、不同文化积淀而出现。差别是文化的主要特征，同样是人类创造的成果，各民族、国家或人群之间无差别的事物，是不具有文化价值的。如绝大多数民族都独立发明了轮子，但全世界所有的轮子都是圆形的，这是物理学所决定的，其中并不包含文化，只有制作轮子的工艺以及与之相配的车辆才具有文化属性与文化价值。又如所有的

① 邬昆如. 文化哲学讲录（二）[M]. 台北：台湾东大图书有限公司，1982.
② 葛懋春，蒋俊. 梁启超哲学思想论文集 [M]. 北京：北京大学出版社，1984.
③ 夏征农. 辞海（1999 年版）[M]. 上海：上海辞书出版社，1999.

裤子都有两条裤腿，这是由人的生理结构所决定，也并不能称之为文化，但裤子的形状样式以及其上的花纹装饰则是可以自由设计的，具有文化属性。这种文化属性又往往被不同民族、国家、地域、社会阶层、从事职业等各种人群团体的不同观念所左右，形成丰富多彩的文化现象。

二、中医文化与中医学的文化内涵

由上可知，文化是一种社会现象，是人们主动创造形成的产物。同时又是一种历史现象，是社会历史的积淀物。文化所包含的范围很广，一个国家或民族的历史、地理、风土人情、传统习俗、生活方式、文学艺术、行为规范、思维方式、价值观念等，都包含在文化研究的范围之内。

近年来"中医文化"一词频繁地出现在报刊等媒体上，俨然已成热点，然而细究起来，其大体包括中医药基本知识的普及、中医药历史典故和传说、中医药相关文物遗迹以及一些非专业性的医疗与养生知识与方法介绍等。这些内容虽冠之以"中医文化"之名，但实际上只是中医药文化属性中的一个侧面，其内容更接近"中医科普"，远不能涵盖"中医文化"的全部。中医文化的涵义，则更多的是指中医学理论与实践中具有文化属性的内容。

中医学作为一门具有独特理论体系与实践方式的医学科学，其理论的形成和发展，有着深刻的科学和文化背景。中医学在中国传统文化的影响下，以临床实践为基础，融汇了自然、社会、生物、心理等多方面的内容，形成了中医学的理论体系，其不仅具有医学与科学的属性，更具有文化属性，几种属性的相互融合，正是中医学有别于西医学的独特之处。长期医疗经验的积累，为中医学理论的形成奠定了丰富的临床实践基础；天文、历法、气象、农业、数学等古代自然科学的发展成就，为中医基础理论的形成提供了重要参考和借鉴；而中国古代的哲学思想、思维方式与核心观念，则构成了中医学理论中的认识论基础，并为其发展提供了方法论的支撑。以上三者分别是中医学理论"医学""科学"与"文化"属性的源头。其中，"医学"与"科学"属性保证了中医学在临床实践中的实用性与有效性，而其"文化"属性，则成为构建中医学体系的理论工具，并引领着中医学的发展。

那么，什么才是"文化内涵"呢？所谓内涵，是指一个概念所反映的事物的本质属性的总和。因此，从以上对文化概念的两点共识出发，可以认为，所谓"文化内涵"，并不是指那些林林总总的文化现象，而是指文化的载体所反映出的人类精神与思想，即在人类所创造的物质与精神成果中，所蕴含的有别于他种文化的思想理念。因而，正是由于人类所创造的事物具有不同的文化内涵，人类的生活才能变得丰富多彩而非千篇一律，人类的对物质与精神的创造与传承才真正具有了意义。

因此，当我们在探讨中医学的文化内涵时，谈论的既不是中医临床中的具体经验，也不是中医学的传统习俗、行为规范、方法与技艺、人物、事件、历史文物等各种文化现象。就中医学而言，所谓文化内涵，即是在中医学理论与实践中数千年来一以贯之，能够使中医成为中医，可以区别于他种医学的内容。在中医学临床实践中所积累的医疗经验是其医学与科学属性的体现，保证了中医学作为一门医学科学所必需的实用性与有效性；中医学理论是对中医临床实践经验的总结与升华，反过来又对中医的医疗与养生等实践活动起到根本性的指导作用。中医学理论在更大程度上受到中国传统文化的影响，体现了中医学的文化属性。故通常当我们探讨中医学的文化内涵时，实际所指的是中医学理论的文化内涵，亦即为中医学理论中所蕴含的中国传统思维方式与哲学思想，这也正是中医学有别于他种医学的根本，是确保中医学理论历经数千年而传承不绝的渊源所在。

三、中医学理论文化内涵的内容范畴

中医学理论是中华民族基于长期的实践积累，在中国传统文化理念的影响下，吸收古代科学技术成果，对人体生命活动规律，人与环境、健康与疾病之间关系，及其调控规律、原理、法则的系统理性认识。因此，中医学理论是中医学的灵魂，是中医养生、预防及治疗疾病的指导思想和准绳，凝聚着中华民族有关生命认知和健康维护的智慧，是中华民族优秀传统文化和科学思想的集中体现。

对于中医学理论，我们可以将之看作为临床医学经验与中国传统文化相结合的成果。其中临床医学经验源自对各种人体生理与疾病现象的观察，如感受风寒会出现恶寒发热之症状，服用麻黄会发汗等，长期积累的临床实践经验无疑是中医学发展的原动力，但其属于对客观事实的描述，与文化无关。然而，中医学并不是众多散在经验的集合，只有将临床医学经验与中国传统文化理念、哲学思想系统整合之后，才能构建成一个完整的中医学理论体系。在中医学理论创生之初，中国传统文化的核心理念与思维方式便已融合其中而成为其不可分割的一部分。中医学的理论是飞速发展的临床医学成就与传统文化不断互动的产物，是中国先民基于临床医学现象观察而创造的精神成果，具有有别于他种医学的文化属性。

中医学理论中所蕴含的文化内涵，即是中国传统文化理念在中医学中的体现，主要表现为中国传统文化与哲学思想对中医学理论形式、内在结构与基本框架构建的影响。其最初的来源是中医学理论形成之初对中国传统哲学思维方式与核心观念的主动吸纳，再结合气、阴阳、五行等哲学概念，共同构成了中医学理论的基础框架，这是中医文化之核心内容，也是中医学传承数千年而不变的根基。细究之，大致划分为以下三个方面的内容。

其一，为中医学所特有的思维方式。思维，是指人们对于事物的本质和事物间规律性联系的理性认识过程，是人脑对客观事物能动的、间接的概括的反映。中国和西方两大文明作为农耕文明与海洋文明的典型代表，在最底层的思维方式上有着根本的差异，这也是中、西医学不同发展道路的主因。中医学的思维方式可以用"象思维"来概括，这是不同于西方逻辑思维的原创思维方式，是由中国典型的农耕文明特点所决定的。"象"的观念是中国传统文化中最为鲜明的思想特征，是形成中国传统思维方式的基础与核心。与排除个体内容的逻辑思维相比，象思维的方法以切身的、具体的内容类比类推，避免了形式逻辑与抽象概念对具体事物的过滤与切割，从而获得更大的开放性与普适性，保留更多实践经验的同时，也不失哲学的深度与广度，更加适应解决各种复杂性问题。

其二，为中医学之核心观念。观念，则是指人们在长期的生活和生产实践当中形成的对事物总体的认识集合体，是决定人们生产实践与生活方式的基本原则。所谓中医学之核心观念，即是中医学思维方式所形成的对于天地、宇宙、人与生命、疾病与健康的根本看法。中医学是中国传统文化的重要组成部分，是中国传统文化理念在医学领域的体现。华夏先民在中国传统思维方式的指导下，在长期的活动与生存经验的积累中，对自然、人与生命形成独特的认识方式，促进了中医哲学的形成和系统化，从而产生了中医学的核心观念。中医学的核心观念，主要包括从中医学角度全面理解人与生命本质的生命观、身体观，理解人与天地之间和谐统一的天人观，解释与把握人的健康、疾病本质和规律的健康观、疾病观、防治观等。中医学的核心观念是构建中医学理论体系的元观念，直接决定中医学理论体系发展的方向选择是中医学理论形态与价值标准的基本原则，也是中医学历经数千年而不衰的根本保证。

其三，为中医学理论中所借用的中国古代哲学基本概念与理论。文化是一种历史发展的体现，客观上存在着一种极其强烈的、割不断的历史传承性质。哲学是文化中最为深层次的内容，它是文化存在的根基、是文化存在的灵魂。哲学产生新的思想和概念，进而产生新的人文教化，影响文化的发展，社会主流哲学思想的变迁，也从根本上决定了这一时期文化的不同风格与表现形式。中医学理论的发展，必然也受到社会哲学思潮的影响，这是由中医学理论的文化属性所决定的。战国至秦汉时期，是中医学发展的奠基期，通过对传统哲学思想与理论的主动吸纳，中医学借鉴气、阴阳、五行等哲学概念，结合中国传统思维方式与核心观念，共同构成了中医学理论的基础框架，是中医哲学的核心内容。在此后的历史发展过程中，中医学一直受到时代文化背景与社会发展水平的影响与制约，社会主流学术思想与社会文化背景的变迁，也必然会影响到中医学理论的发展，并在其中留下痕迹。历次中医学理论的发展，都是在中医临床实践经验长期积累的基础上，从时代主流学术思想中寻找到适合的理论工具而完成创新。在中医学理论的发展史上较为重要的几次变革莫不如此，如《黄帝内经》参照汉初黄老道家思想与两汉经学建立中医学理论体系，在宋代理学思想影响下金元四大家对中医学理论的革新等，又如在历史上道教、儒学、易学等哲学思想对中医学有着长期的影响，并为众多的理论创新提供灵感。

四、中医学理论文化内涵研究的目的与意义

中医学体现了中国传统文化的背景和特征，是一门具有独特理论体系与实践方式的医学科学。大力开展中医学理论文化内涵研究，其目的并不仅在于弘扬中医文化、普及中医知识，更具有阐明中医学术之根本传承、引导中医未来之发展方向、彰显中医文化之时代价值的重大意义。

对于中医学理论文化内涵而言，其研究之首要目的在于阐明中医学术之根本传承。众所周知，中医学是在中华民族传统文化的基础上发展而来的，中国传统哲学思想与文化理念已与中医学理论相互融合而成为一个不可分割的有机整体。如果不理解中国传统文化的思维方式，不研究中医学理论与传统文化在思维方式上的内在联系，也难以真正认识和理解中医学理论，更谈不上运用中医学理论去解决临床实际问题。故所谓中医学理论之文化内涵，实际就是中医学有别于他种医学之核心思想与理念，是中医学历数千年传承而不衰的根本所在，亦即所谓"守正创新"所守之"正"。我们大力开展中医学理论文化内涵研究，可以为当代中医学术正本清源，从而实现中医学的"传承精华，守正创新"。

其次，中医学理论文化内涵研究有助于探索与引导中医学未来发展之方

向。我们知道，中医学并不是一个仅存在于历史文献中的死科学，至今仍然在我国医疗卫生事业中发挥着重要作用，中医学的未来发展对于我国医疗卫生事业的进步，乃至世界性医疗危机的解决都有着重大意义。然而，由于历史发展与时代变迁，使得中医学理论在语言与思维方式方面出现难以适应现代社会的"脉络性"断裂，给当代人全面、客观、正确理解中医学带来了相当大的困扰。当前行业内外及社会上对于中医学理论的种种误解与质疑，究其本质，往往都源于对中医学理论中"医学""科学"与"文化"多种属性的混淆认知所致。在此背景下，如何正确认识中医学理论的文化属性，如何正确解读中医学理论的"文化内涵"，以及如何正确认识中医学中"医学""科学"与"文化"多种属性的相互影响与关联，是当前中医学理论研究所必须解决的重大问题。中医学源远流长，迄今已有数千年历史，然而随着现代社会西医学的传入与科学技术的发展，科学思维及其文化观念深入人心，中医学的现代发展必须与现代科学相互协调包容，方能为现代社会所接纳。只有先明确了什么是中医学理论文化内涵，才能使中医学在现代科技浪潮面前不会迷失自我，才能在立足本体传承的基础上实现坚持"中医自身发展规律"的发展与创新。

此外，中医学理论文化内涵研究之目的还在于彰显中医文化之时代价值。文化承载着一个国家的精神价值。中华文化在文化自觉与文化自信的基础上凝聚共识，积极参与世界文明对话与交流，在多元中求共识、差异中求会通，则是当今时代的迫切需求。然而，由于近代西方文化的入侵，随之带来的观念变化撞击并渗透至社会的各个层面和角落，中国传统文化逐渐失去了原有的自信。在全球化进程日益加快的今天，如何重建中华文化的自信与自觉，推动中华文化共识凝练、普及推广与传播中华文化，是关系到中华民族伟大复兴的重大问题。中医学所蕴含的哲学思想与文化理念是中华文化不可分割的一部分，而且充分、全面地体现了中国文化的理念，是中华民族优秀传统文化的精华。因此，研究中医学理论文化内涵，不仅能唤醒国人的文化认同，而且还能重塑国人的文化自信与文化自觉，有助于推动中国传统文化在当代的复兴。

正如北京大学哲学家楼宇烈所言："中医是中国传统文化不可分割的一部分，是中国传统文化和人文精神的体现者和承载者，认识中医的根本特性，对于理解中国传统文化的精神、恢复中国文化的自信具有十分重要的意义。可以说，中国文化的精神要得到重新认识，很大程度上有赖于中医，中国传统文化的复兴有赖于中医的复兴①。"

　　因此，中医影响世界的不仅仅是在治病的技术层面，更多是在中国传统文化理念层面。对于中医学理论的文化内涵研究，不仅有助于推动中医学在新时代进一步发展，也有助于推动中国传统文化在现代社会发挥作用，可以为中国传统文化复兴开拓新的思路。

---

①　楼宇烈. 中医的人文内涵及其意义 ［J］. 中国文化研究，2018，26 （2）：2 - 9.

第二章　中医学文化内涵与中医哲学学科

中医药"传承精华、守正创新",是新时代中国特色社会主义事业的重要内容,是中华民族伟大复兴的大事。如何才能实现"守正创新",是当前中医学发展必须解决的首要问题。从哲学角度探讨中华文化的根本精神、历史的演变规律和新时代的新问题,是推动时代进步的重要力量,故从哲学的角度出发探讨中医学的文化内核、发展传承的规律和新时代的发展创新,具有重大的研究价值。因此,进一步加强中医哲学研究势在必行。

一、开展中医哲学研究的意义

医学哲学是关于医学领域普遍现象的一般本质和一般规律的哲学学科。在中医学领域内,中医哲学则具体体现为对中医学理论的哲学基础、核心观念、思维方式、内在结构、发展规律等问题的思考。在当今全社会飞速实现现代化的过程中,中医学如何在保持本色的同时不断传承、发展与创新,在这个问题上,中医哲学的引领作用是不可替代的。

过去有一种片面认识,认为中国古代哲学主要是社会政治学、道德伦理学,疏于对自然界的认识,缺乏自然科学要素。其实,中国古代的农学、医学、天文学、地理学、数学等,都包含大量哲学的理念。中医哲学也是中国古代哲学的重要组成部分,《黄帝内经》不但是打开中医学理论的钥匙,也是中国哲学最重要的经典著作之一,而阴阳五行学说、精气神学说、天人合一与形神一体观念等也是中国哲学与中医学共享的核心内容。中医学更是在中国古代哲学思想的影响和指导下,在中华民族传统文化的基础上系统总结、概括以往的医学实践经验,形成了独特的概念、规律、原理等理论结构,从而建立起中医学理论体系。

随着西方科学的传入,许多曾经应用广泛的古代科学技术,如今早已失传或正在消失。在中国古代几大重要的知识系统中,中国传统的天文学、数学、农学等,均已先后衰落,被现代科学方法所取代。然而,中医学则由于其研究与处理的对象为最具复杂性的动态生命,而表现出异乎寻常的顽强生命力,时至今日,不仅在我国的医疗与保健行业中被广泛应用,而且还在世界上几十个国家中广泛传播,成为最为突出的中国传统文化名片之一。其中,返本开新、继往开来的中医哲学作为构建中医学理论的主要思想工具，具有不可替代的作用。

二、中医哲学学科在近现代的发展

中医学理论源远流长，中医学自诞生之初就深受中国古代哲学思想的影响，然而将中医学中所蕴含的哲学思想归纳提炼而进行系统研究，并冠之以"中医哲学"之名，则是从近代开始。

中医学是中国传统文化的重要组成部分，其中蕴含着大量中国传统哲学的理念与内容，然而这在中国古代社会是"百姓日用而不知"，并没人对此特别关注。直到清末民初，西方科学与西医学大举传入，"科学化"成为当时的社会风尚，西医学作为"新学"重要科目纳入新式教育体制后，西医学教育、西医学理论及西医从业人数均呈迅速发展之势，逐渐成为足以与中医相抗衡的力量。1929 年，南京政府卫生部通过"废止中医案"，引发全国中医界规模宏大的抗争。中医学受到前所未有的冲击，余云岫、章太炎、胡适、梁启超等学者多次从哲学思想上激烈批判中医学理论，恽铁樵等医家则亦著书发文回应反驳，这才使得中医学理论中所隐含的哲学问题进入到人们的视野当中。其中，杨则民在 1933 年应浙江中医专门学校之邀，到该校任教，并发表论文《内经之哲学的检讨》，为中医界以辩证唯物主义观点研究《内经》的第一人，论文被全国 14 家刊物转载，有人认为此文"奠中医之理论基础"。这是中医之哲学问题的首次提出。

中华人民共和国成立后，在党和国家的关怀下，中医学得到空前的发展。20 世纪 50 年代，应中医教学之需要，以秦伯未、任应秋等为代表的老一辈中医学家开始着手整理中医学理论内容及编写教材工作，提出了以整体观念与辩证论治为中医学理论体系的基本特点，此说得到业内的广泛共识，为中医哲学现代发展之肇始。

将"中医哲学"作为重要课题开展研究，始于 20 世纪 80 年代，学者们以中医学和中国哲学会通为己任，经过长期酝酿，终于形成了一门新颖的交叉学科。2005 年，以中国社会科学院哲学所罗希文研究员为首席专家的"中医典籍研究与英译工程"，在党中央领导同志的直接关怀下，被确立为国家社科基金重大项目。在这一重大课题组织和实施的基础上，经过两年的筹备，中国哲学史学会中医哲学专业委员会于 2007 年成立，罗希文为首任会长。这是"中医哲学"首次作为一个正式的学科概念出现。此后，对于中医哲学的研究蓬勃开展，并逐渐成为医学界与哲学界研究的热点问题之一，先后在中医学的框架结构、思维方式、文化价值等方面，取得了丰盛的成果。也涌现出陆广莘、孟庆云、刘长林、张其成、潘桂娟、王琦等多位在中医哲学领域卓有建树的大家。

三、中医哲学学科研究范畴探讨

从学科建设的角度而言，当前学术界对于中医哲学的研究主要集中在中医学的哲学基础及其与中国传统哲学的相互影响上。实际上这在很大程度上窄化了对中医哲学的理解。从院校教育的角度而言，目前无论是本科生还是研究生教育，都严重缺少对中医哲学的教学，在教材方面也只有《中医哲学基础》与《中医文化学》等与之相关。可见当前我们对于中医哲学的理解与重视程度都是远远不够的，应继续加强中医哲学学科的建设。

首先我们必须肯定中医哲学是医学哲学的一个组成部分，但相较于一般意义上西医学的医学哲学，中医哲学又有其自身的特点。因而，从中医哲学的研究方向出发，参照医学哲学的内容，对于中医哲学学科而言，其主要研究范畴大致可以包括以下几项内容。

1. 中医学之医学模式研究　医学模式（medical model）又叫医学观，是人们考虑和研究医学问题时所遵循的总的原则和总的出发点，即是人们从总体上认识健康和疾病以及二者相互转化的哲学观点，影响着某一时期整个医学工作的思维及行为方式，从而使医学带有一定的倾向性、习惯化的风格和特征。对于医学模式的关注是现代医学哲学的重要内容。

由于文化体系和医学目的的不同，中、西医学在医学理论教学与临床实践中形成了各自不同的风格、理念与规范，中医学的医学模式也正是在与西医学比较中逐渐明晰的。传统西医学的医学模式为生物医学模式，当前正在转变为生物-心理-社会医学模式。对于中医学而言，目前已有大量相关研究提出了生命医学、生态医学等多种医学模式理论，其中共识度较高的是人类健康医学模式。然而目前中医学的医学模式研究工作相对于西医学而言仍比较粗糙，基于中医学理论的独立自主论述尚不成熟，仍需进一步深化。

2. 中医学自身发展规律研究　规律，是指事物之间内在的必然联系，决定着事物发展的必然趋向。中医学理论体系作为科学与人文交融、理论与实践互动、学术规范与多元发展结合、具有内在思想逻辑的医学知识体系，其发生与发展无疑是具有深刻内在规律性的。这种规律性既体现在对中医学发展历程中成长路径规律性的认识中，同时也体现在中医学面对当代社会发展变化的路径选择中。

对于中医学自身发展规律的总结，可以从历史传承、内在动力与未来趋势三个方面来总结。首先，对于中医学历史传承而言：应当首先确保中医学在发展过程中保持中医学的特色，而不会被他种医学所同化，这就需要我们必须坚持以中医学自身的思维方式、核心观念与哲学基础等传统文化为内核，这是中医学作为一门学科存在的根基，必须坚持绝不能动摇；其次，对于中医学发展的内在动力而言：不同于过度依赖生物技术发展的西医学，临床实践能力不断提升是中医学发展的原动力，开放包容的主体实践过程则是中医学理论发展的根本途径；最后，对于中医学发展的未来趋势而言：虽然当今社会已进入以科学理性主义为主导的现代社会，但科学精神与人文精神交融仍然是中医学理论发展的价值依归。中医学特有的以人体健康为目标的价值导向，在很大程度上可以避免或改善现代社会因医疗费用恶性膨胀所引发的全球性医疗危机，这正是中医学的优势所在和其立于不败之地的根本。

进一步加深对中医学理论发展内在规律的认识，必将有利于中医药医学模式、科学价值、文化内涵、思维模式的正确认知，有利于中医界树立"理论自觉"与"学术自信"，有利于中医药在现代卫生保健事业中发挥更大的作用。

3. 中医药现代化问题研究　理性精神与科学思维是现代社会的主流思想，也是有别于古代传统社会的主要特征。然而中医学基于中国传统思维方式构建，在很大程度上不能被科学思维所理解与认同，百年来中医学面临的种种生存困境与学术危机也皆源于此。因此，对于中医学历史发展道路的反思，以及对于中医学理论基于现代语境下的诠释与重构，就成为了当代中医哲学所面临的最迫切任务。

对于中医学而言，未来发展的前提首先是要适应并融入现代社会，这就需要对中医学理论做出基于现代科学思维的诠释或改造，即中医药现代化。所谓中医药现代化问题，本质上就是中医学在现代如何发展的问题，实质上是由三个不同维度的问题所组成：即如何正确地认识与理解传统中医学知识？如何回应科学思维与西医学对中医学造成的冲击？如何在当下时代环境中实现符合"中医自身发展规律"的理论与实践创新？对这三个问题的回答，实际上就是中医哲学未来发展的主要方向与任务。

4. 中医伦理学研究　中医哲学的另一个方向是医学伦理学问题。中医学诞生于中国传统文化之中，其对于医学伦理的思考有其自身的特点，大致可以分为以下几个方面的内容：①中医学的"生命伦理"。中医学以天人合一思想为基础，形成了对于人体生命、健康与死亡的独特认识与态度。中医学的生命伦理是中医伦理学的基础，其重要意义在于确定了中医学以人类健康为最终的目标指向。②中医医者个人的医德修养。中医医者个人的医德修养在很大程度上受到了儒家伦理学思想的影响，"医乃仁术"成为医生的职业操守，"上医医国"则代表了医者对社会责任的追求。③中医学之医患关系。中医学的人文精神体现在对患者的人文关怀。中医学特有的人类健康医学模式更加注重对生存状态的改善，在三因制宜理论指导下，中医辨证论治"个体化"的治疗方式，也充分体现了在医患关系中的相互尊重和信任。④中医学进入现代社会后所产生的社会问题。对于医生社会责任的认识，通常在一般的医学伦理学中已经有了很透彻的研究，但有一些问题则是中医学所独有的。这一类问题通常并不是中医学在历史上所固有的，而是在其与现代社会相互适应与磨合过程中所产生的新问题。如因是否认同中医的科学属性而爆发的持久论战，在很大程度上是一个伦理学的价值观认同问题；而一些类似龙胆泻肝丸事件造成的医疗责任认定困难，也属于很重要的医学伦理学问题。

四、中医哲学学科建设的思路

从本质上讲，中医哲学是中国哲学在中医学中的体现，是借助古今哲学思想对中医学的一种建构与反思，是不能独立于中国哲学与中医学之外的。中医哲学在古代，主要表现为运用传统哲学思想参与中医学理论的建构；在现代则更多表现为基于现代科学思维对中医学理论体系展开的反思与重构。随着时代的进步，国人普遍放弃了传统思维模式而接受现代科学思想，中医学从理论到实践都全方位表现出对现代社会的不适应性，使得中医学在现代的发展异常艰难。这是中医哲学在现代社会偏重于反思与重构的根本原因。有鉴于此，对于中医哲学学科建设的研究，主要可以从历史传承与创新发展两个方面开展。

其一，为中医哲学之"历史传承"研究，主要指对其内容与历史发展做纵向的梳理。对于中医哲学之历史传承研究，主要内容即为中医学文化内涵研究，包括对于中医学所特有的核心观念、思维方式以及中医学理论在历史发展过程中所借用的中国传统哲学基本概念与理论的研究。对于中医哲学历史发展的纵向梳理，探讨中医哲学核心观念的形成与中国古代哲学思想对中医学的影响，在充分阐明中医哲学历史发展过程的同时，提示了现代中医学理论发展的历史必然性。

其二，为中医哲学之"创新发展"研究，主要指探讨其在当代社会对于中医学未来发展起到的引领作用。中医哲学之创新发展研究，主要包括对中西医学模式的比较研究以及对中医学优势与特色的认识、中医学自身发展规律研究、中医现代化研究、中医医学伦理研究等内容，其本质是对于中医学进入现代社会后所遇到问题与挑战的反思与回应。探讨中医哲学在当代的创新发展，不仅是中医学理论对未来发展方向的探索，而且可以彰显中医学的当代价值。

第三章 范式理论与中西医学的关系

中医学作为中国传统医学，为中华民族的繁衍与发展做出了非常重大的贡献。然而，自近代西学东渐以来，西医学大规模传入我国，中医学的主导地位第一次受到西医学的挑战，至 20 世纪下半叶，随着现代科学技术的发展，西医学已逐渐占据了主流医学地位，传承于中国传统文化的中医学则由于难以被现代科学理论解释而日渐弱势。由此，如何理解中西医学之间的关系，成为中医学发展中所必须解答的问题。

一、范式理论与范式的不可通约性

科学哲学又称科学逻辑学，始于 20 世纪 20～30 年代，以石里克、卡尔那普等人为核心的维也纳学派所开展的逻辑实证主义运动。按照卡尔那普的观点，奠定科学认识的基础，即是"经验科学的命题与概念的逻辑分析"。逻辑实证主义者则进一步认为"假说演绎法"是科学研究的基本方法，并将之简单归纳后得出如下步骤：①根据观察收集科学数据；②依据归纳法提出假说；③由假说演绎出可以归纳的命题；④通过实验检验与反证可以验证命题；⑤在被验证的假说的基础上形成理论。

然而，美国哲学与科学史学家托马斯·库恩却对这一模式提出了尖锐的批判。库恩认为，这是被"理想化"了的科学，但并非是经历真实历史过程的活生生的科学形象。正如理想气体那样，逻辑实证主义者所描述的科学，在现实世界中并不存在。

库恩在《科学革命的结构》一书中系统阐述了一种十分新颖的科学观，即把科学看作一定的"科学共同体"按照一套共有的"范式"进行的专业活动，而不是一个不断增长的庞大知识堆。库恩所说的"范式"是指科学共同体的共有信念，而这种信念又建立在具体的科学成就，主要是重大理论成就的基础上。这些成就不仅提供了一种新的思想框架，而且提供了一个可供模仿的具体范例，从而规定了一定时期内这门科学的发展道路和工作方式。同时，库恩也深刻地认识到，这种"范式"所带来的共有信念，也决定着某种"形而上学模型"及某种价值标准，并由此形成了各种不同的形式系统或符号系统，这就不可避免地带来了不同"范式"间的"不可通约性"问题。

所谓不可通约性是来自于古希腊的数学概念，在欧几里得《几何原本》中定义是："根据相同尺度可以分割的量叫作可通约的量，没有任何共同尺度的量叫作不可通约的量。"比如整数 3 和 5，都包含 1 这个共同的尺度单位，所以二者是可通约的量；相反，边长为 1 的正方形对角线的长度为无理数根号 2，因此正方形的边长与其对角线之间就没有共有的尺度单位，二者具有"不可通约性"。库恩把这个概念转用到科学史和科学哲学领域，他明确指出：在从一种理论到另一种理论的转换过程中，单词以难以捉摸的方式改变了自己的涵义或应用条件。虽然科学革命前后所使用的大多数名词仍在沿用，例如力、质量、元素、化合物、细胞，但其中有些名词在自然界中存在的方式已有了变化。此时，无法找到一种中性的或理想的语言，使得两种理论至少是经验结果能够不走样地"翻译"成这种语言。由于不同的"范式"只是解决不同问题的工具，总是赋予概念不同的涵义，因而库恩认为两个不同的"范式"之间在逻辑上是"不可通约"的。

二、不可通约性与中西医学的关系

库恩的理论在医学领域也是同样适用的。很显然，依照库恩的解释，中医学与西医学应当属于相互竞争的两个不同"范式"，有着完全不同的符号系统与价值标准，那么这两种医学间也不可避免地存在着"不可通约"的问题。依照库恩的理论，不可通约性会引起交流困难并妨碍理性的比较。库恩把不可通约性看作是分离两个专业的概念屏障，这种差异就会使其中一个专业的实践者不能完全和另一个专业的实践者交流，这种交流上的困难则大大降低了（虽然未能彻底消除）从这两个专业中繁衍出新专业（从而弥合它们之间的差异）的可能性。因此，尽管中西医结合在临床上的应用卓有成效，但由于"不可通约性"的存在，在很大程度上限制了两种医学间的相互交流与融合，二者在相互评价时会遇到不可逾越的困难，使得力图在理论上统一两种医学的努力陷入了一种难以自拔的怪圈。

中、西医学之间的不可通约问题首先反映在相互翻译的问题上。众所周知，西医学传入中国时，借用了很多中医学的名词作为专业术语，然而这些中医学名词一旦成为西医学的专业术语后，其内涵就已经发生了本质性的改变。例如中医学的"心"与西医学的"心"，虽然两者所指向的对象在某种意义上是统一的，然而本质上却是截然不同的，无论是在中医中使用西医"心脏"（heart）的概念，还是在西医中使用中医"心藏"的概念，都必然会导致理论与实践的混乱。这一问题在"脾"的概念上表现得更加明显，中医的"脾藏"与西医的"脾脏"间几乎没有任何共通之处。此外，中、西医学间各自还有很多的专有名词，在另一个理论体系内是完全找不到与之对应的对象的，比如中医学中的"三焦""经络""相火"等，西医学中的"神经""淋巴""补体"等等。因而，在讨论分属两种医学的不同的理论、概念、术语时，不可避免将遇到翻译困难的问题，就如同在与一门外语打交道。"不可通约性"限制了概念意义的变化，而且演化成为一种不可翻译性。

当然，不同范式间"不可翻译"并不意味着"不可理解"。"不可通约性"只是在技术意义上与不可翻译性相关，两种理论不可通约虽然意味着它们的概念无法通过词或词组的替换来互译，但是仍然可以借助"诠释"来学习处于不同范式中的理论。在阐述这一问题时，库恩使用了"双语者"的类比。双语者的学习过程有两个很重要的特征：首先，是当双语者学习第二语言时无须将每个词都翻译成母语，即双语者是直接通过第二语言的语法与语境来直接掌握这种语言的，而无须借助第一语言作为中介；其次，双语者所学到的是与母语不同的词汇分类系统，而这个新的词汇分类系统却无法通过一个更广泛的词汇系统与母语兼容，因此两种语言是被独立学习与运用的。这种双语者的类比很容易被我们所理解，作为正规中医药院校培养的广大的中医从业人员，绝大多数都经过中、西医两种医学的系统学习，对两者都有着初步的理解，也有很多人能够熟练地分别运用两种医学来解决实际问题。

然而，遗憾的是，虽然可以同时学习并掌握两种截然不同的医学，但是却只能做到"分别运用"而已，无法从根本上弥合两者间的差异。正如我们在分别说中文或英文时，都必须遵照各自的语法及语言习惯一样，当在运用中医的方法解决问题时，就只能在中医学理论的指导下进行，反之亦然。最具代表性的例子即为脉象仪的研制，全国集中了大量的人力、物力、财力，前后研制了不下十几种脉象仪，但是却没有一种能够真正运用到临床实践当中，在申请了成果与奖励之后，最终都因为难以实用而被束之高阁。这种情况表明，中医学的方法一旦脱离开中医学的理论，马上就会面临着"不可通约性"的难题且无法解决，由于"不可通约性"的存在，中西医学之间的结合仍然是异常困难的。

三、中西医学结合的困境

中西医学结合的根本性困难，实际来自于"不可通约性"所隐含的不可比较性。与逻辑实证主义不同，库恩的研究表明，不同的科学共同体所形成的不同范式，往往具有完全不同的科学目标与价值标准，因此在两种范式之间，即使能够很好地相互理解，也是难以进行理性的评判与选择的。这一点在中西医学的比较过程中体现得非常明显，比如整体观念与还原论思想，辨证论治与消除病因等等，不同的目标取向与价值标准始终困扰着我们。比如，一个西医看来非常健康的人，在中医看来则很有可能被辨证为气虚或是脾虚；而另外一个经中医治疗已经完全康复的患者，也很有可能经西医检查后仍然发现指标异常。在这里我们很难理性地比较与评价这两种医学孰优孰劣，因为两者对疾病与健康的概念有着巨大的差异，由此也导致了两者价值取向与标准的分离，很难获得一个两者共通的评价标准来对这两种医学进行客观的、理性的比较。最终当我们试图处理具体问题的时候，就不得不选择其中某一方面的理论作为基础，而放弃了另一方面的观念，非此即彼，没有中间路线可走。这使得从理论上实现中西医结合的理想变得愈发的不可能，最多只能是在表面的枝节问题上修修补补而已。

至此，似乎已经可以得出结论，即试图从理论上弥合两种医学差异的中西医结合医学，由于缺乏哲学基础的支撑，面临着难以克服的困境。然而，这并非一定是糟糕的结论，深入研究库恩的理论后可知，虽然由于"不可通约性"的存在限制了中西医结合医学的发展，但这却并不妨碍中西医学在各自范式内的发展与积累，甚至可以在坚持自身范式的基础上吸收与借鉴对方的精华以获得创新的灵感。

库恩在深入研究了有关"不可通约性"的双语者类比后发现，双语者所实践的是一个语言添加过程，他们新学到的词汇系统虽然无法在一个更广泛的词汇系统中与母语兼容，但是，通过将两种不同的语言融会贯通，双语者能够将新学到的外语词汇加进母语中而丰富自己的词汇系统。这种例子比比皆是，比如汉语中的"科学"一词最初即来自于日语，而"浪漫"则是英文的音译等等。在医学领域也是一样，在坚持原有范式的同时，汲取另一种医学的精华部分而获得创新的灵感也是非常常见的方法。最为典型的事例当属青蒿素的发明。毫无疑问，青蒿素最初的灵感是来自于古人对中药青蒿的描述，但是在青蒿素的开发过程中，却完全遵照着西药的开发标准与程序，而在成品青蒿素的临床使用上，也是完全遵照着西医用药的规程，至此青蒿素已经完全变成了一种成熟的西药。自青蒿素之后，有关中药有效成分的研究迅速发展起来，已成为了中医药研究的一个热点与重点。然而深究起来，这种说法却是值得商榷的，因为在中药有效成分的研究中，运用的完全是西药的研发方法，属于西医的范式，因此准确地说，中药有效成分的研究应当是西医学研究的一个新兴领域。

　　然而，青蒿素的成功仅仅是一个典型范例而已，并非所有的情况都如此成功，2003 年出现的龙胆泻肝丸事件就是一个非常突出的例子。西医使用中成药已经是一个非常广泛的现象，但是若西医并不非常熟悉中医学理论，或是这个中成药在开发过程中没有如青蒿素一般严格经过西药开发程序与标准的改造，则两种范式间的冲突就很难避免了。类似的问题在中医学中也有集中表现，如辨病与辨证的争论，即是西医病因学说对中医学的冲击。

四、中西医学与未来医学的发展方向

　　上述问题促使我们进一步思考，中医学与西医学的相互交流与融合是否一定是医学发展的方向呢？当我们重新深入研究库恩的理论时发现，实际上这个问题在论文《必要的张力——科学研究的传统与革新》及后来的《科学革命的结构》中就已经作出了回答。库恩认为，对于科学研究的进展而言，在需要超脱式思维的同时，向心式思维更加是不可缺少的条件。所谓"范式"这一概念问题，与其说是在说明科学革命，不如说是在形容常规的科学研究形式。因此传统与革新是辩证统一的。常规科学研究是一种高度向心的活动，只有在常规研究的条件下，科学的积累与进步才成为可能，也才能够为科学的革新打下坚实的基础。因此，过度强调思想的灵活性与思维的开放性并不适宜。在中医学研究中也同样是如此，我们首先应该做好对传统的继承工作，只有在充分继承的基础上，进一步的创新才有可能成功。而自 20 世纪以来中医学发展缓慢，最根本的原因就是对于继承的忽视。

　　不可否认，从近代到现今中医学始终处于学术危机当中，但笔者认为目前中医学只是处于范式的反常阶段，尚未达到全面危机的程度，距离完全革新就更加遥远。就中医学而言，当前仍然是一个可与西医学竞争的不同范式，未来将有根本性的发展是肯定的，也是必须的，但这需要相当长的时间，因而在新的范式产生以前，"向心式"的研究更加重要。

第四章 诠释学与中医学理论研究方法

研究中医学的科研方法有很多，对于中医学理论研究而言，最为重要的就是诠释学方法。中医学作为一个融合自然科学和社会科学等诸多学科的传统医学理论体系，历史悠久，典籍浩瀚，自古就有注释经典的传统和经验，与诠释学有着相当密切的关系，故近年来诠释学也被引入中医学领域，作为中医经典与理论研究的重要方法。

一、诠释方法的三种研究路径

诠释学，又称解释学，是关于与文本相关联的理解与解释过程的一门学科。诠释学最初起源于古希腊对语言逻辑的研究与中世纪西方对《圣经》的注释，近代以来，随着社会的发展与科学的昌明，西方哲学界对诠释学的研究与探讨逐渐深入，并将之发展为成熟的诠释学学科。近年来，中国学术界对诠释学方法已不再陌生，诠释学在多个学科领域得到了普遍的重视。

诠释学作为一门学科，虽然诞生于19世纪的西方哲学界，但作为一种理解和解释文本的方法论，却是早已被人类所广泛运用。从广义上讲，中国古代所特有的训诂与注疏的方法，就是中国古人对诠释学不自觉的运用。因而，实际上所有对中医学理论的研究都可以归入到诠释学的范畴当中。从诠释学的角度出发，反观中医学理论研究的各种方法与路径，可以进一步加深我们对中医学的理解。

作者、文本和读者之间的相互关系问题构成了西方诠释学的重要主题。从施莱尔马赫、狄尔泰开始，到海德格尔、伽达默尔，再到后来的哈贝马斯、利科尔以及贝蒂、赫施等，众多的诠释学家们对作者、文本和读者三者之间的关系展开了探讨。与此相应，在中医学理论研究中，对作者、文本和读者三者关系的不同认识也始终存在着困扰与争议，甚至由此形成了不同研究路径的分野。

1. "作者中心论"的研究方法　在诠释学研究中，"作者中心论"的立场是最早出现的，由19世纪德国语言学家与哲学家施莱尔马赫提出，并为德国哲学家狄尔泰所认同和发展。

"作者中心论"的立场认为，文本存在的意义在于表达作者原意，而读者对文本的解读，就是要去把握作者原意，作者原意也因此成为支配整个理解活动的核心。换句话说，作者对自己意图的表达是文本得以产生的初始动力，而对文本中传达的作者原意的把握也是读者理解活动的基本目标。文本乃是使作者的意图得以表达并为读者把握的媒介。通过它，作者和读者相互连接，作者的体验及思考得到传承，传统得到接续。在作者、文本和读者的关系中，作者的意图始终起支配作用。

2. "读者中心论"的研究方法 "作者中心论"的观点在诠释学研究中流行了将近一个世纪，取得了巨大的成功。然而随着人们认识水平逐渐提高，"作者中心论"中所存在的一些问题逐渐浮现出来。

总的来说"作者中心论"的观点是把诠释学方法理解为重建对作者客观认识的过程。然而，由于每一个读者都是具有主观思维的个体，并不能简单地无差别对待。在读者个体性差别实际存在的情况下，如何消弭主观与客观的差别，从而保证对文本中"作者原意"的准确把握，实际上存在着难以解消的内在矛盾。这就为"读者中心论"观点的出现提供了契机。

诠释学从"作者中心论"向"读者中心论"的转向，始自海德格尔，最终完成于伽达默尔。"读者中心论"的观点认为，"理解"并非与追寻文本中隐含的作者愿意相关，而是与读者自身的生存状态有关。文本的解读并不是一种向作者原意回溯的运动，相反它是一种借助于文本实现的存在方式，问题的关键不在于把握作者的原意或重建作者的思想，而在于如何在理解中实现真理与现实态生命的思维性沟通。理解的过程，实际上是读者从自己的历史性出发去理解文本并在与文本的思想性沟通中形成文本意义的过程。因此，伽达默尔在《真理与方法》一书中强调："文本的意义超越它的作者，这并不只是暂时的，而是永远如此的。因此，理解就不止是一种复制行为，而始终是一种创造行为。"

"读者中心论"的转向，实际上是为了消弭"作者中心论"中主观思维与客观目标之间的矛盾。站在"读者中心论"的立场上来看，读者的个体性差别实际上是源于其自身历史性，即每一位读者实际上都无法摆脱特定的时代背景，因而，读者理解文本的目的，从本质上讲是为了回应其所处时代中关切的现实问题。单纯的回溯作者原意对读者来讲并无现实意义，真正有意义的是从文本中汲取灵感而获得解决现实问题的思路与方法。这一过程实际上就是读者对文本意义的创生过程。

3. "文本中心论"的研究方法 从"作者中心论"向"读者中心论"的转向，标志着诠释学从古典向现代的转换，无疑是一次进步，然而"读者中心论"的立场同样也存在着严重的问题，使得诠释学研究的重心不得不再次发生转向。

由于"读者中心论"主要着眼于对当下现实问题的回应，文本的意义在于读者基于自身历史性所"创生"，而"作者中心论"中一再强调的还原"作者原意"在此被认为是不可实现的。因而，这一立场就不可避免地隐含着作者思想被忽视、误读乃至曲解的危险，在极端的情况下，不负责任的"读者"甚至可以为其自身的特殊目的而随意歪曲作者的思想。这显然是违背了诠释学理念的。由此，"读者中心论"的思想，虽然在某一方面解决了"作者中心论"所面临的矛盾，但从另一方面却又反过来强化了"作者中心论"立场。

针对这一矛盾，法国哲学家利科尔则提出了一种旨在克服"作者中心论"和"读者中心论"对立的"文本中心论"，为诠释学的未来走向做出了有益的探索。利科尔认为作者、文本、读者三者是紧密相关的，不能忽视任何一个方面，必须在三者之间达到一种协调。对"作者原意"的追求不能放弃，对读者在文本解读中开启的"创生性意义"也必须予以考虑，这就需要一种能使它们协调起来的中介。利科尔认为，这一中介就是"文本"，理解与解释都是围绕"文本"来展开的，作者与读者只有通过文本才能彼此关联起来并形成思想的交流。"文本"与"口语"不同，"文本"是通过书写固定下来的话语，具有永恒性与简化性的特征，从而弱化乃至解除了作者表达"文本"时本应具有的语境关系，使得"文本"本身呈现出一种意义不确定的状态，有待于读者重新建立语境。

因而，"文本"意义的确立，实际上是由作者、文本、读者所共同参与完成的，而文本本身作为作者与读者间发生超越时空联系的中介，无疑应处于理解活动的中心。一方面，文本是作者表达自己意图的媒介，是一种在一定程度上寄托着作者主观心理期待的客观化作品；另一方面，文本又是读者理解活动指向的对象，通过对文本的解读，读者才有可能让作者的思想融入当下的生活，创生出文本的当代意义。

利科尔认为，"文本中心论"对于文本中心地位的关注可以克服"作者中心论"与"读者中心论"两种诠释学方向的弊端，他在《诠释学与意识形态批判》一文中指出："如果诠释学的主要关注不是隐藏在文本之后的意图，而是展示文本面前的世界……与文本世界的关系取代了与作者的主观性的关系，同时读者的主观性问题也被取代了。"这样，不仅真正属于文本本身的客观性得到了尊重，而且读者的主观性也得到了充分发挥。

二、诠释重心的转换与中医学理论研究路径选择

就以上三条路径而言，"作者中心论"的方法在中医学理论研究中无疑最容易得到共鸣。在中医学理论研究工作中，无论是对古代经典的注释工作，还是对中医经典与各家学说的研究，"作者中心论"的立场是最为普遍的。在这一类研究中，主要的研究目标是力图还原作者本人的思想与经验，文献考据与综述则是最为常用的方法。在这一思想方法的指导下，从古至今有众多的医者与研究者投入到相应的研究工作当中，并取得了丰硕的成果。

在现实研究中，"读者中心论"的立场得到了广泛的接受与应用。所有的实验、临床研究中所涉及的理论研究工作实际上都带有"读者中心论"的意味。自从科学的思维方式占据了思想界的主流，作为从中国传统文化中自然生发出来的中医学，突然面对科学思维的质疑与挑战，如何为中医学确立符合科学思维方式的理论基础，即中医学的"自我辩护"问题成为当代中医界最为关切的中心问题。由此，所有实验研究的方法与思路实际上都是对这一问题的回应，而在实验研究方法在一定程度上受阻，长期无法实现目标的情况下，在行业内与社会上又多次爆发了有关"中医科学性"的大论战，对这一问题的回应开始出现向哲学方法探索的倾向。此外，在临床实践中，西医学占据了行业的主流话语权，中医学如何改变自身以应对西医学的挑战与渗透，则是中医临床在当代所面临的中心问题，对此问题的回应则构成了中医临床与中药研究的主体，其主要形成两种思路，其一是引入西医学中的合理成分以帮助改造中医学理论；其二是从中医学理论与思维方式中获得灵感，以西医学的方法展开研究从而获得成果。大部分的中医临床研究都属于第一种思路，如病证结合的研究，就是将西医学的疾病分类体系引入到中医学临床实践中，在西医学的疾病分类框架下开展中医的辨证与治疗研究；而青蒿素的研究工作则是第二种思路的典型性代表，是从中医典籍中获得治疗疟疾的经验与灵感，开发符合西药标准与规范的新药。

就中医学理论研究而言，引入哲学、逻辑学与社会科学等方法，来解释与说明中医学理论，力图为中医学理论提供一套符合现代语境的理论表述，也是当前一种较为常见的理论研究思路。其中最为显著的成果包括对中医学各种概念的研究、辞典编订及各种标准与规范的制定等。这类研究主要目的是希望为中医学在现代的发展建立统一而规范的理论基础，更多地体现了研究者对于中医学当前面临现实问题的理解，因而其本质也是对中医学突破现代化困境的一种探索，也属于"读者中心论"研究方法的一种思路。这类研

究虽然也取得了大量成果，但也往往面临着"读者中心论"研究共同的困境，即由于过度重视现实而缺少对于"作者"的关怀，导致很容易脱离传统经典与各家论述使理论研究过度简化而脱离实际。

在中医学理论研究中，"作者中心论"与"读者中心论"研究方法的弊端实际上早已被认识到，并受到了广泛的关注。然而，如何"符合中医自身发展规律"开展理论研究工作，至今为止，尚无成熟可靠的方法可以借鉴。利科尔"文本中心论"的观点，无疑为中医学理论研究工作提供了新的启示。其实，在中医学历史发展中，"文本中心论"的研究方法并不罕见，譬如在《伤寒论》注释工作中，喻昌提出"三纲鼎立学说"；刘完素根据《内经》"病机十九条"发展了燥病病机；吴鞠通在《内经》热病理论的基础上发展出温病三焦辨证体系等等。这些研究工作都是在充分理解了文献的基础上，借鉴了前人的经验而回应与解决当下遇到的现实问题，从而促进了中医学理论的发展。而在当代的中医学理论研究中，这一类重要的研究工作虽然仍在继续，但已是散在而不成系统的，无论规模还是影响，都远远不能和前两条研究路径相比。出现这种情况，很大程度上是由于近代以来西方科学思潮对中医学的冲击使得回应现实问题的迫切性升高，导致"读者中心论"立场过度强化所致，但这并不是也不应该是中医学理论发展的常态。然而，应如何基于"文本中心论"的立场，重新建立中医学理论研究的方法，目前仍处于探索阶段。

"文本中心论"的观点相对于"作者中心论"与"读者中心论"无疑是一次重要的发展，然而我们却并不能就武断地认为"文本中心论"的方法就一定能取代"作者中心论"与"读者中心论"，因为中医学理论研究虽然属于广义的诠释学的范畴，但并不等同于诠释学研究本身。中医学理论研究对应着各自不同的目标取向与适用范围，以供众多的研究者选择适合的诠释学研究路径。在可预见的未来，三种路径的研究都会在各自的道路上持续不断地取得各种进展与成果，但从更长远的角度看，"文本中心论"的立场无疑代表了更加符合中医自身发展规律学术进步方向，应该对此给予更多的关注。

三、从诠释学要素看中医学理论研究的价值取向

如前所述，所有的中医学理论研究都可以被纳入到诠释学视野当中来考察，由于研究的多样性与复杂性，对研究路径的选择并不等同于对研究成果价值评判的标准，那么我们怎么才能判断某一项中医学理论研究是有价值的呢？或者说是什么决定了中医学理论研究的价值取向？要回答这一问题，首

先就必须了解诠释活动本身究竟包含了哪些必不可少的要素。

诠释学（Hermeneutik）一词来源于古希腊神话中神使赫尔墨斯（Hermes），赫尔墨斯是诸神的信使，他的任务是来往于奥林匹斯山的诸神与凡人国度间传递消息。因此，诠释学最初的作用是在不同语言间进行翻译与沟通，近代以来，诠释学首先在德语地区流行，这与宗教改革运动兴起后，需要将《圣经》从拉丁语翻译为德语的迫切需求有关。翻译是将文本的意义在两种不同的语言之间相互转换，这实际上是诠释者在深入理解原文本意义的基础上，使用新的语言解释的过程。因此，在最初的古典诠释学研究者眼中，理解与解释是诠释学的两大要素，诠释学在古代，就是一门关于理解与解释的学科。

随着诠释学的发展，尤其是"读者中心论"的观点出现之后，人们逐渐意识到仅以理解与解释来定义诠释学是远远不够的，还需要加上"应用"。所谓"应用"就是把普遍的原则、道理或观点即真理内容运用于当前具体情况，或者说在普遍真理与诠释者所面临的具体情况之间进行中介。因而，诠释学认为，诠释者所诠释的内容只有得到应用，才能说这项诠释活动本身是有意义的。不过，与我们日常经验中的先理解后应用不同，诠释学所强调的应用乃是理解本身必备的成分。因此，诠释学实际上是理解、解释与应用三者的统一。从另一方面讲，"应用"本身即带有实践的意义，而诠释学本身又包含着具有实践能力的意味，通过对诠释学"应用"能够在某种程度上解决诠释者所关切的现实问题。因此，所谓"实践"说明诠释学本身不是一种语言科学或理论，而是一种可以对现实世界产生积极影响的"技艺"。

因而，我们可以认为理解、解释、应用与实践能力是诠释学所包含的四个要素。一项好的诠释活动应该是以上四个要素的统一而不应有所偏重或有所忽视，即是否能够正确的理解与很好的解释？能否在现实中应用？以及是否具有指导与回应现实关切的实践能力？因此，以此四要素为标准，对中医学理论研究意义与价值也可以作类似的评价。我们认为，一项好的中医学理论研究，应该是在深入理解文本内容后，对其中隐含的意义进行清晰的解释与阐述，其中解释与阐述的内容，能够回应与解决当前时代所普遍关切的现实问题，与此同时，还应具有能够推动中医学发展的实践能力。若以此标准来衡量前述三种研究路径，"作者中心论"的路径过于强调理解与解释，忽略了应用；"读者中心论"则只重视应用，不重视理解；此两者又同时都忽视了实践能力的重要性。而"文本中心论"的路径则较为重视实践能力的问题，但由于近代以来来自科学思维与西医学的冲击过大，造成古今中医学理论间"语言性"与"脉络性"的断裂，对此，在"文本中心论"的研究路径下始终没有找到解决文本理解与现实应用统一性问题的成熟方法。

　　当前中医学发展中所需要解决的核心问题实际上是"中医现代化"问题，即中医学在现代如何发展的问题。从本质上讲"中医现代化"问题，实际上是由三个不同维度的问题所组成：①如何正确认识与理解传统的中医学知识？②如何回应科学思维与西医学对中医学造成的冲击？③如何在当下的时代环境中实现符合"中医自身发展规律"的理论与实践创新？这三个问题实际上也分别对应着理解与解释、应用、实践能力四个要素。因此，笔者认为，从诠释学的角度看，中医学理论研究中确实存在着不同研究路径的分野，三种路径都取得了丰硕的成果，同时也都各自存在着相应的问题。而"中医现代化"问题究竟如何解决，当前还很难得出有说服力的结论，未来仍然需要做更进一步艰苦的探索工作。

第五章　现代社会特征与中医学现代化的挑战

中医学是起源、发展于中国，在长期的生产生活与医疗实践中产生，是研究人体生命活动规律、维护健康、防治疾病、具有独特理论体系与实践方式的医学科学，为中华民族的繁衍与发展做出了非常重大的贡献。然而，随着时代的发展，现代社会表现出了与古代社会截然不同的特征，也使得中医学不可避免地面临着现代化进程的挑战。

一、中医学现代发展的困惑

众所周知，中医学在中华民族传统文化与中国古代哲学思想的影响和指导下，系统总结、概括以往的医学实践经验，形成了其独特的理论体系。然而自西学东渐以来，由于历史的发展与时代的变迁，使得中医学理论本身在语言与思维方式方面出现难以适应现代社会的"脉络性"断裂，给当代人理解中医造成相当大的困扰。在现实的中医学研究中，中医学的理论往往很难通过基于现代科学思维进行理性分析与实验验证，从而使得中医学理论很难被社会主流思想所接受，这是中医学研究中无法回避的矛盾。这一矛盾十分难以处理，以至于多数研究者只能选择忽视矛盾的一面，或者不承认中医的临床疗效与中医理论在实践中的指导作用，或者否认科学理性的分析方法可以用于中医学研究。

尽管外界对于中医学理论的看法充满了各种各样的矛盾与分歧，但我们却并不应该武断地对中医学理论的可靠性提出怀疑。在所有的中医学研究中，有两点隐含的事实是一切研究所必须坚持的前提条件：①中医学在临床实践中确实具有疗效；②中医学理论在医疗实践中确实具有很强的指导作用。这两点已经在中华民族数千年医学实践活动中被充分证明，既不可被否认也不应被忽视。也正是这两点前提条件的存在，才使得中医学的研究具有意义和价值。

诚然，理性与科学的方法是毋庸置疑的，是一切科学研究的基础，同时也是现代人相较古代人的进步之处。然而，中医学理论与现代科学方法不相容的矛盾也日渐突显，已经成为阻碍中医学发展最重要的因素之一，必须加以解决。首先必须要解决的，是诞生于传统社会的中医学理论如何应对现代科学思想的挑战的问题。

二、现代社会特征与中医学现代化问题的提出

1917 年，德国著名社会学家、哲学家马克斯·韦伯在慕尼黑以《以学术为志业》为题发表了一次演讲，他在给青年学子的演讲中分析当时时代的理性特征。正是在这次演讲中他首次全面剖析了"现代性"这一概念。韦伯认为，在工业革命、科学革命、地理大发现这些大事件背后，有一个统一的思想动力，就是"理性主义"（Rationalism），正是理性主义的兴起，为现代社会带来了一些完全不同于古代社会的特征，对此韦伯创造性地提出三个极为深刻的洞见：世界的祛魅、工具理性以及现代性的"铁笼"。

1. 世界的祛魅 "世界的祛魅"（德语 Entzauberung，英语 Disenchantment，汉语也可译作"除魅""去魅""去魔""解魅"等），是韦伯被人引用最多的一个术语，也是他对现代社会最为重要的一个洞见。韦伯认为这个时代所具备的特征与以往不同，更趋向于理性和理智，是"祛魅"的时代，其字面的意思就是"世界被祛除了神秘性、魅惑性"，用以形容现代生活在理性化之后，祛除了神秘主义的魅惑力。美国的大卫·格里芬（D·R·Griffin）在《后现代科学－－科学魅力的再现》一书中提到："这种祛魅的世界观既是现代科学的依据，又是现代科学产生的先决条件，并几乎被一致认为是科学本身的结果和前提。'现代'哲学、神学和艺术之所以与众不同，在于它们把现代性祛魅的世界观当作了科学的必然条件……①"

"祛魅"最大的意义在于让人们摆脱了宗教与神秘主义的束缚，从而可以接受科学思想，这是从古代社会进入现代社会的标志。我们知道，现代科学是理性化活动最典型的体现，其结论是可观察、可检验、可质疑、可反驳、可修正的，在根本上抵制一切神秘和超验的事物。因此，"祛魅"作为一种理性化的取向，是现代社会最为重要的特点之一。正如韦伯在《以学术为志业》的演讲中说："可见理智化和理性化的增进，并不意味着人对生存条件的一般知识也随之增加。但这里含有另一层意义，即这样的知识或信念：只要人们想知道，他任何时候都能够知道；从原则上说，再也没有什么神秘莫测、无法计算的力量在起作用，人们可以通过计算掌握一切。而这就意味着为世界除魅②。"

---

① ［美］大卫·格里芬. 后现代科学－－科学魅力的再现［M］. 北京：中央编译出版社，1995.
② ［德］马克斯·韦伯. 马克斯·韦伯全集（第 17 卷）［M］. 北京：人民出版社，2021.

由此，中医学在现代社会所面临的第一个问题即"祛魅"问题。进入现代社会之后，正是由于"世界的祛魅"，使得中医学理论本身在语言与思维方式方面出现难以适应现代社会的"脉络性"断裂，为当代人理解中医学造成相当大的困扰。这一问题突出表现在当代社会对作为中医学哲学基础的阴阳五行理论的科学性与有效性的质疑上。众所周知，阴阳五行理论作为中国传统哲学的核心理念，已与中医学理论相互融合而成为一个不可分割的有机整体。但由于阴阳五行理论在中国传统历史与文化中所特有的神秘主义倾向，自西方科学思想与方法传入中国，阴阳五行理论就始终处于巨大的争议之中，因而连带着中医学也饱受质疑。因此，阴阳五行理论的科学性与有效性问题不解决，中医学在理论层面上就始终无法被现代主流科学观念所接受。如何为阴阳五行理论构建一个稳定的哲学基础，如何在现代语境下实现对阴阳五行理论的可理解与可对话性诠释，是中医学理论"祛魅"的第一步。故所谓中医学理论的"祛魅"，其本质上即是如何正确理解中医学理论中的文化属性，亦是"如何正确认识与理解传统中医学知识"的问题。

2. 工具理性 对世界祛魅后，科学理性成为了现代社会的主导思想，这就导致了工具理性的盛行。所谓"工具理性"，是马克思·韦伯对现代社会的另一个重要洞见。工具理性（instrumental rationality）是相对于价值理性（value rationality）而言的，工具理性是以结果为导向，强调效果的最大化。而价值理性以目的为导向，更加强调动机与手段选择的正确性，并不以最终结果为评判标准。价值理性追求行为的合目的性，强调"人本质上是目的而不是手段"，人作为手段，只有在以人为目的，以人为出发点和归宿的前提下才是合理的；而工具理性则正相反，它追求的是在实际过程中通过运用最有效的手段（工具）而达成最有利的结果，具有很强的功利性。工具理性是客观的，不掺杂情感的理性。

在古代社会，整个社会的价值观是有着统一标准的，如西方的基督教与中国的儒学。然而当进入现代社会，在"世界的祛魅"之后，古代统一的价值观崩塌，出现了因价值多元化导致的多种价值观对立，使得价值理性的思维方法变得无所适从。此外，现代科学的发展导致了工具理性的泛滥，失去了终极价值依据。这是现代社会之"现代性"的另一个鲜明特征。

医学的目的是维护人体的健康，这对于中、西医学而言并没有什么差别，而二者实现这一目的的手段却是大相径庭。中医学秉承着传统文化以人为本的价值理念，认为人体是一个处于动态平衡状态的有机整体，如何通过医者与患者的合作调整人体以达到自身平衡及与外界环境的顺应状态，即是治疗疾病恢复健康的过程。在这之中更多地体现的是对人的尊重，无疑是一种价值理性优先的医学体系。建立在现代生物学基础上的西医学则不同，其更加强调病因对人体正常生理功能的破坏，而恢复健康的方法则是通过消除病因治愈疾病。在这一过程中更多的是关注疾病与治疗的关系以及实施治疗之后的阶段性结果，完全忽视患者自身的感受。这正是其深受工具理性影响典型的体现。

伴随着科学技术的发展，工具理性占据了压倒性的优势，这正是近百年来中医学面临学术危机的首要原因。由于工具理性主导的西医学理论更加适合现代社会从而派生出了"西医万能"思想。在当时人们的心目中，未来医学是可以使用科学手段解决一切问题的。然而，西医并不是在现实中"万能"，而是在预期中"万能"，随着医疗成本无限制上涨导致的现代医学危机使得"西医万能"思想破灭，中医学重新燃起在现代社会复兴的希望，但价值理性优先的中医学如何适应现代社会工具理性思潮，亦即如何回应科学思维与西医学对中医学造成的冲击的问题，仍然是当前中医学现代化所必须回答的关键问题。

3. 现代性的"铁笼"　　现代性的"铁笼"（the iron cage），是马克思·韦伯对现代社会的第三个重要洞见。韦伯认为价值理性和工具理性都是理性的一部分，价值理性用来确定目标，工具理性则是通过理性计算，找到达成目标的最优手段。然而，由于现代社会工具理性与价值理性的不平衡发展，社会的理性化变成了"片面的理性化"，变成了工具理性的单方面扩张。过度强大的工具理性压制了价值理性，在实践中，对目的的追求被忽视，取而代之的是着眼于实现阶段性结果的功利计算与手段选择。即以"能做什么"取代"该做什么"。于是整个社会讲求事实、重视计算、追求效率，呈现出类似机器的属性，人则被"非人化"，被看作是机器的零件，这种倾向成为了现代社会制度的基本特征，韦伯形象地把这种特征概括为"铁笼"。这就是"铁笼"一词的由来。虽然"铁笼"这个词在韦伯的语境中主要指向社会与政治领域，但对于科学技术的发展也同样受到现代性"铁笼"的制约。

对于机器来说，只需关注零件能否正常发挥功能。个人的感受、喜好与价值观念等与功能无关的因素，在理性计算的逻辑面前都要被忽略。人的"非人化"是一把双刃剑，一方面，它让科学技术获得了强大的执行力和效率，推动了现代社会的迅速发展；另一方面，也让系统变得机械坚硬、冷酷无情，带来了新的问题。铁笼是冷酷的，但它同时又是现代生活的基础和保障，现代社会正是在其基础上建立起空前繁盛的物质文明，在很大程度上解决了贫困、匮乏、疾病等一系列困扰人类数千年的问题。因此，简单地认为铁笼只是单纯对人的束缚，打碎铁笼就能解决目前遇到的问题，这无疑是一种天真的想法，如果找不到一个可行的替代方案，打碎铁笼只会让我们陷入更糟糕的境地。

现代性的"铁笼"在医学领域最突出的问题就是世界性医疗危机的出现。建立在工具理性基础上的西医学在 20 世纪的发展突飞猛进，使得人类的平均寿命与健康水平得以大幅度提升。然而，自上世纪末开始，由于过度追求治疗手段的高效与对疾病诊断的精细化，医疗费用出现无节制的恶性膨胀，从而引发了全球性医疗危机，使得现代医学的发展逐渐变得举步维艰。

"铁笼"是必须打破的，但前提是必须要寻找到替代方案，中医学由于其独特的理论与思维方式，尤其是其注重人类健康以价值理性为优先的理念，正日益受到全世界医学界的广泛重视，被认为是可能解决全球性医疗危机的重要途径之一。然而，由于科学技术思维对中医学冲击过多导致的中医学术危机至今尚未得以解决，中医学自身与现代社会的不适配，使得中医学尚无法承担冲破"铁笼"的历史使命。在此背景下，如何在当下时代环境中实现符合"中医自身发展规律"的理论与实践创新，不仅仅是中医学现代化发展中所必须解决的问题，对于解决全球性医疗危机也有着重大的意义。

三、解决中医学现代化问题的基本思路与路径

对于如何解决中医学现代化问题，习近平总书记提出了"遵循中医药发展规律，传承精华，守正创新"的原则，从大的思路上指明了方向。在具体的解决思路上，针对中医学现代化过程中所遇到的具体问题，大致有以下四条路径可以选择。

1. 传承中医文化内涵　中医学的文化内涵属于中医哲学研究的重要组成部分。究其根本，即为中医学理论中所蕴含的中国传统思维方式与哲学思想，大致包括三个方面的内容：①中医学所特有的思维方式；②中医学之核心观念；③中医学理论中所借用的哲学基本概念与理论。中医学的文化内涵是中医学有别于他种医学的根本，是确保中医学理论历经数千年而传承不绝的渊源所在。在现代社会的背景下，重提中医学文化内涵研究，在一定程度上也是代表着对于中医哲学的重建，也就是实现中医哲学在现代学术语境下的可理解化。具体而言要实现两方面的目标：其一是明确中医学理论有效性与可靠性的来源；其二是确立中医学理论现代创新的有效性判定标准。使得中医学的现代研究能够摆脱现代科学与西医学思维方式的影响，实现符合中医学

自身发展规律的现代创新。故进行中医学文化内涵的研究，不仅能弘扬中医文化、普及中医知识，还能解决世界祛魅后"如何正确地认识与理解传统中医学知识"问题，具有阐明中医学术之根本传承、引导中医未来之发展方向、彰显中医文化之时代价值的重大意义。

2. 融合现代科学技术　历史的经验表明，回应"科学思维与西医学对中医学造成的冲击"，最好的方法就是将科学技术成果融入到中医学自身发展当中来。

从中医学发展的历史过程来看，其对于外来的知识和技术始终持有开放包容的态度。随着西医学与科学技术的大举传入，"科学化"成为当时的社会风尚，中医学受到前所未有的冲击，也促使中医界开始了融合科学技术的尝试。早期的中西医会通思想主要着眼于对中西医理论间相互比较与解释，并在此基础上产生了中西医结合的思想，尤其是以西医学生物实验的方法来验证中医，该思想曾风靡一时。然而，令人遗憾的是，在中西医学之间作简单类比验证的方法初期成绩斐然，但很快就遇到了难以突破的瓶颈，其本质上是美国哲学家托马斯·库恩所提到范式间"不可通约性"的问题无法解决。"不可通约性"意味着不同范式间科学理论不可简单比较与交流，但这并不影响中西医学间相互影响而获得创新的灵感与方法学的借鉴。中医学融合现代科学技术的重要成果便是病证结合研究，这很可能是中医学在近现代以来最重要的一次关键性突破。传统的中医学诊法所依据的是通过望闻问切得来的宏观数据，而通过病证结合的方法，可以将通过西医学诊断方法得来的理化指标全部纳入到中医学理论与实践当中。这是中医学数千年发展以来第一次增加了一个全新维度的底层数据来源，对未来中医学发展必然会有极其深远的影响。当然，底层数据的根本性变化，为中医学带来的改变不仅仅是诊断方法的更新与临床适用范围的扩大，客观化诊断指标的引入也为中医学理论与临床诊疗模式的未来发展带来了前所未有的新挑战，截至目前，这一变化的深刻影响尚未完全显现，仍有待在今后很长的一个历史阶段内继续观察。

当前另一个很可能会对中医学学术发展带来深远影响的重要科技是人工智能。近年来，人工智能与大数据技术的发展异常迅猛，已成为当前科学研究最为重要的技术方法。虽然其在中医学科研领域的应用还较为初步，但也已成为中医学未来发展所重点关注的方向之一。我们知道，中医学理论来源于医者对临床实践经验的总结与提炼，但数千年来一直受到医者个人时间与精力的限制，而人工智能技术则可以在相当程度上代替人脑，甚至大幅度突破人脑力的极限，加快医学理论与实践的发展。此外，对于中医学在现代社会的发展而言，单纯医者个人临床经验的总结与提炼是不够的，必须将医者的个体经验上升到群体经验，中医的有效性和可靠性才能最终落实。这就要求将个人的体悟转化为客观数据，在目前现有的各种研究方法中，人工智能大数据是看起来比较有希望的一条路径。当然，也不能过度神化人工智能技术，它也有其自身的局限性，主要在于两个方面：其一，由于大数据技术主要都是依赖于对既往经验的总结，存在创新性不足的缺陷，真正具有突破性的创新思想，还是要依赖人脑的思考实现；其二，目前人工智能大数据技术还不够成熟，对于医学而言，由于其所面对的是人之生命与健康，在何等程度上能够信任人工智能的研究结论，以及在何种条件下可以将之应用于临床实践，还面临着非常复杂的医学伦理学问题，需要更深入地思考与探讨。

3. 提升中医实践能力　中医学理论是从临床实践中总结升华出来的，中医的临床实践则是通过应对与解决了临床上的一个个挑战而逐渐发展进步的。历史上中医学学术重大的理论创新，都是医者为应对并解决所面临的临床问题与挑战，不断提升自身临床实践能力的结果。然而在现代社会，西医学传入后，对中医临床医疗实践产生了一定的冲击，这是影响中医学发展与创新的首要问题。由于现代医学发展与公共卫生状况的改善，影响人体健康的疾病谱较古代在一定程度上发生了变化；同时，西医学在很多现代疾病的治疗当中也体现出了其自身的优势，挤压了中医学的临床适用范围。因此，中医学的临床实践在现代面临着与古代完全不同的环境。

从历史的经验看，临床上出现新的挑战恰恰是学术大发展的契机，中医学正是在应对临床挑战与创新理论的循环中一步步得到了发展，对提升临床实践能力的不断追求，则是中医学理论发展的原动力。全球性医学危机的出现，打破了西医万能的神话，也为中医学临床实践能力发展带来新的契机。然而在此之前，我们必须首先对中医学进行更深入的考察与审视，真正地认识到中医学的特色与优势，集中力量选择突破方向。

当代医学面临的另一个主要挑战，是非传染性慢性病。包括心脑血管疾病、神经退行性疾病、代谢障碍性疾病、肿瘤、免疫性疾病等。这些疾病的共同特点是由多因素导致的。这些疾病涉及多基因、多靶点通路和多个网络的调控。这就要求我们对疾病有充分的认识，从分析向综合方向发展，从还原向整体发展，从单一的靶点向人体内网络的调控方向发展。而医疗费用恶性膨胀引发的全球性医疗危机，又迫使我们对医学的目的进行根本性调整。需要从注重消除病因阶段性结果的工具理性优先模式过渡到以注重人类健康终极目标为导向的价值理性优先模式。这恰恰是符合中医学理念的医学模式，从这个角度而言，中医学应当也必然能够为突破全球性医疗危机做出更大的贡献。

4. 传播中医文化理念　前面所述三条路径正是针对中医学现代化三个不同维度的问题而言，对这三个问题的回答，实际上就是中医学术未来发展的主要方向与任务。然而，对于中医学如何适应并融入现代社会这一问题，实际上还存在着第四条路径，即在现代社会传播中医药文化理念。如果说中医学现代化的工作是在纵向上为中医学未来的发展探索方向，是改变自身以适应现实，那么中医药文化理念的现代传播就是在横向上扩大中医学的影响力，是在改变中医的生存环境。

所谓传播，即是将信息向公众分享、交流与推广的过程。中医学诞生于传统中国农耕文明的熟人社会当中，思维方式与核心观念更适用于熟人社会小范围固定社群的生活场景。然而，随着社会的进步，中医学越来越多地面临着开放、流动的现代"陌生人社会"的挑战。随着全球化的到来，带来的不只是经济全球化，还有文化全球化。信息时代使得地球已缩小成为"地球村"，东西方文化在碰撞的过程中不断彼此融合已成必然趋势，只有凸显自身特点的、具有生命力的民族文化才能真正走向世界。随着人们健康观念变化和医学模式转变，中医药越来越显示出其独特价值。中国独特的象思维方式，也已在相当程度上可以被其他文化所理解，从而具备了成为人类不同文化所共有的普适性的经验基础的可能，也使得中医学适应现代"陌生人社会"成为可能。

中华文化作为世界文化的一个组成部分，要自觉地融入世界文化发展的潮流之中，参与普世价值的建构，传播中华文化的和谐理念。中医药作为传播和弘扬中华文化的重要载体，其在不同文化圈中传播与认同，在扩大中华文化影响的同时，也为中医学自身发展争取了更大的空间。

中医药文化理念的现代传播可分为两方面的内容，其一为向广大社会公众传播，即中医药知识与理念的普及工作；其二为中医药国际传播。在中医哲学的引领下，有意识加强中医药的社会普及与国际传播工作，在坚持"文化自觉"的立场上传播中医哲学的理念，增强文化自信，展现中医的科学性、主体性与独特性，需要将中医传统思维与现代科技相结合，客观阐释中医药的作用机制和科学内涵，在增加全社会对中医学思维方式接受程度的同时，还要注意避免被强行纳入以西方文化为主流的价值体系。加强中医药文化理念的现代传播工作，不仅有利于中医学的复兴，同时也可以为传统文化在现代社会中如何发挥更大作用的问题探索新的思路。

下　篇

第六章　中国传统文化中的"象"观念

中医学中具有原创性的思维方式主要为象思维与辨证思维，其中辨证思维主要是中医学分析与认知疾病，指导临床实践中所运用的思维方法，本书将在第九章中讨论中医学的诊断与治疗时详细讨论；而"象"的观念与思维方式则是中国传统文化中最为本质的属性，中国传统文化中一切具有原创性的思想与认识都不可避免地运用到"象"的观念与思维方式。象思维是形成中国传统思维方式的基础与核心，具有作为基础的方法论属性，在中医学历史发展过程中起到了不可替代的作用。

一、"象"字释义

"象"字的是多义字，汉语字典中列有两条释义：①哺乳动物：是地球上最大的动物，多产在印度、非洲等热带地区，门牙极长，可用于雕刻成器皿或艺术品：象牙、象牙宝塔（喻脱离群众和生活的文学家、艺术家的小天地）。②形状，样子：形象、景象、气象、现象、想象、象征、万象更新、象声、象形。

在1983年版的《辞源（修订本）》中列有八条释义：①哺乳动物。力强，性温顺。门牙特长，为名贵手工艺材料。《尔雅·释地》："南方之美者，有梁山之犀象焉。"《疏》："犀象二兽，皮、角、牙、骨，材之美者也。"②象牙曰象，如象床、象笏。《礼·玉藻》："笏，天子以球玉，诸侯以象。"③形状，象貌。如图象、画象。通作"像"。《书·说命上》："乃审厥象。"《传》："刻其形象。"《三国志·魏·臧洪传》："故身著图象，名垂后世。"④凡形于外者皆曰象，如气象，星象。《易·系词》："在天成象，在地成形，变化见矣。"⑤酒器名。《礼·明堂位》："牺象，周尊也。"⑥通译之官。《礼·王制》："达其志，通其欲……南方曰象。"⑦舞名。《礼·内则》："成童舞象。"⑧姓。《通志·二九·氏族五引·姓苑》："颍川望族，今南昌有此姓。"

以上八条释义大致可分为三类：①②为一类，指动物大象；③④为一类，指事物表现与外在的形象，两条释义有共通之处，但又有所区别，所谓"象"观念与"象"思维，即从属于释义④；⑤⑥⑦⑧四条释义皆为专属名词，与象思维无关。

"象"是象形字，最初是指大象，《说文解字》曰："象，长鼻牙，南越大兽，三年一乳，象耳牙四足之形"。而有关释义④中借以指代"形于外者"之"象"字，则在古代很早就已出现这样的用法，如《尚书·说命》："乃审厥象"；《老子·二十一章》："惚兮恍兮，其中有象"，皆属此涵义。在《韩非子》一书中曾对此类用法的来源提出一些猜测：人希见生象也，而得死象之骨，案其图以想其生也，故诸人之所以意想者皆谓之"象"也。今道虽不可得闻见，圣人执其见功以处见其形，故曰："无状之状，无物之象。"（《韩非子·解老》）《韩非子》此说虽只是其个人的一种猜测，但无疑也说明了古人对"象"字的用法与大象的形象确实存在着一定的内在联系。

"汉字六书"是古人通过解说汉字的结构和使用方法而归纳出来的六种条例，即象形、指事、会意、形声、转注、假借。在中国古代的语言环境中，汉字是由象形、象意的文字发展起来的。有的外物有形象可以描绘，有的意思可以利用图像和笔画来表现，可是有很多代表某些事物的概念不能用象形、象意的方式随时造出文字来表现，于是就假借已有的音同或音近的字来代表，这种跟借用的字的形义完全不合的字就称为假借字。

古人以"象"字代指"象观念"，无疑是借用了假借的造字方法。对此，清代学者段玉裁在《说文解字注》中作出了精辟的解读，《说文解字注·第九卷·象部》曰："（象）南越大兽，兽之最大者。而出南越。长鼻牙，有长鼻长牙。以上七字依韵会所据小徐本。三年一乳，左传定四年正义作三年一乳字。按古书多假象为像。人部曰：像者，似也。似者，像也。像从人象声。许书一曰指事，二曰象形。当作像形。全书凡言象某形者，其字皆当作像，而今本皆从省作象。则学者不能通矣。"《周易·系辞》曰："象也者，像也。"此谓古《周易》"象"字即"像"字之假借。韩非曰："人希见生象，而得死象之骨，案其图以想其生，故诸人之所以意想者，皆谓之象也。"似古有象无像，然像字未制以前，想象之义已起。故《周易》用象为想象之义，如用易为简易变易之义，皆于声得义，非于字形得义也。韩非说同俚语。而非本无其字，依声托事之恉。

二、中国农耕文明的特点与"象"观念的形成

象思维作为中国传统文化中独有的思维方式，其背后蕴含着深邃的思想

内涵，这些思想观念从本质上讲，是来源于古代中国典型农耕文明的生活方式。早期中国的农耕社会，造就了中国古代"象"的观念，细究起来大体上可以总结为天人合一的宇宙观、道法自然的时空观与法天则地的方法论三个主要方面。

"天人合一"是中国传统文化中极为重要的核心观念之一，即认为人与天地自然是一个统一的整体，人是自然万物之一，赖于大自然而生存。自然环境的变化，必然会直接或间接的影响人体，产生相应的变化。天人合一的宇宙观是中国文化中独有的，在西方人的观念中，不仅找不到相似的内容，甚至是难以理解的，这实际上还是与中国古人的农耕生活方式有关。

在西方航海与商业文明中，由于生产生活的需要，处于每时每刻都可能与陌生人交流的状态，这种交流无疑会使双方处于相互对立的状态，这使得西方文明很早以前就发展出自我主体的意识，以及主体与客体对立的观念，而后，主体与客体对立又发展为对主观与客观的认识。因而西方哲人在观察与认知事物时，通常都会力求在尽可能的情况下，把作为观察者的"我"与被观察的对象区分开来，这种"物我两分"的研究方法使得坚持客观的立场成为默认的预设前提，而如何达到"物我两分"，又引发了西方哲学体系中的一系列问题，故唯心与唯物之分歧、理念论与经验论之差别，皆源于此。

在古代中国，由于农业生产的需要，一个典型的中国古人，他最迫切需要观察与记录的对象，无疑就是由天象变化所预示的季节转换，好由此安排农业生产。由于土地的位置是固定不变的，对天象的观察也需要有专门的地点，试想一个古人，在每天夜幕降临之后，来到同一个高台之上，面向同一个方向仔细辨认满天星斗的方位与走势，这很容易就会产生出与天地融为一体的感觉。因而，在天人合一的宇宙观中，天象（天）、土地（地）与观察者（人）三者自然就构成了一个相互关联的系统。由此推而广之，人自身的其他行为与生命活动也应当与天象变化相适应。这是中国文化中最为核心的观念之一。

"道法自然"一说出自《老子·第二十五章》："人法地，地法天，天法道，道法自然。"人们对此通常的解释是"道效法自然"，然而笔者认为此解并不妥。"自然"一词最初即出于此句，又将之解释为"自然"，涉嫌循环论证，颇为不通。笔者认为，此处"然"为语助词，表示……的样子，用于词尾，表示状态，如显然、忽然等，故原文实当为"人法地，地法天，天法道，道法自"，即"人效法地，地效法天，天效法道，道效法其自身。"

从前文对"天人合一"的分析，我们已经得出结论，"地"即指土地，是农业生产的对象，农耕社会的立身之本；"天"则指天象，天象的运动变化预示着季节的转换，是指导古人在土地上开展农业生产的主要依据。那么什么是"道"呢？

《说文解字》曰："所行道也……一达谓之道"，所谓"一达"指一个路口，故"道"即所经过的一条没有分岔的路径之意。"天法道"中的"道"自当为天象运行之路径。众所周知，所谓天象（星象）的运行，实际上是由地球自转与公转所致，故天象运行之道实际上就是指群星运行所经过的轨迹。在古人的语言中，与此用法相类的，如称太阳运行的轨迹为黄道，称月亮运行的轨迹为白道等。天象（星象）是随地球转动的，作为群星运行轨迹的"道"则是无形无象而又亘古不变的，因而古人又常常将"道"与"无"联系在一起，并引申为不变的规律。同时，由于天象的转动，又使"道"带有一往周而复始转动的特征，故《老子》称之为"万物并作，吾以观复"，而《庄子》中亦有"道枢"与"天均"之说，把"道"的运行比喻成门轴与陶轮。

"道"的这种周而复始的运动特征，深刻地影响了中国古代先民们对世界的认知，构成了中国传统文化中时空观的主体内容。与强调由此及彼的直线思维的西方文化不同，在中国古代时空观中，周而复始的循环观念是无所不在的。无论是天象运行还是四季更替，无论是阴阳消长还是五行生克制化，无论是作物种植的生长化收藏还是人生经历的生长壮老已，处处都体现出循环观念，这是中国传统时空观有别于西方的本质特征。

如果说宇宙观与时空观决定了人们如何认识世界，那么方法论就决定了人们如何适应和影响这个世界。中国古代先民们选择的方法论是"法天则地"。在古代农耕社会当中，土地是生存的根本，而天象的运行又决定着农业的生产，故人生于天地之间，天地即为决定个人生存与种族延续最重要的因素。在天人合一的宇宙观指导下，"法天则地"的方法论成为自然而然的选择。

《周易·系辞上》曰："天尊地卑，乾坤定矣。卑高以陈，贵贱位矣。动静有常，刚柔断矣。方以类聚，物以群分，吉凶生矣。在天成象，在地成形，变化见矣。"即天地运行是有规律的，这些规律又是可以探知的，因而"法天则地"便是效法天地运行的规律。而这效法的过程，是建立在对天地的模拟基础上的，即如《周易·系辞下》所曰："古者包羲氏之王天下也，仰则观象于天，俯则观法于地，观鸟兽之文，与地之宜，近取诸身，远取诸物，于是始作八卦，以通神明之德，以类万物之情。"这也就是"观物取象"的过程，象思维的方法也就在"法天则地"方法论的指导下逐步建立起来。

三、早期中国对"象"的认识

"象"观念的起源可追溯到蒙昧时期对天象的认识。早在六千多年前，中国的先民们就已经建立起以"四象"为基础的天文学知识体系，并在观察"四象"更替的基础上建立起用于指导农业生产的天文历法知识。在殷商时期"象"又指龟卜时龟甲上裂开的纹路，古人认为龟卜之"象"与实际发生的事物之间具有某种神秘的联系，从而建立了占卜预测的方法。此后，在春秋战国时期，"象"的概念逐步发展为与事物具体实在的"形"相对，成为对事物进行抽象把握的一种认知方法。《周易·系辞》曰："在天成象，在地成形，变化见矣"，又曰："圣人设卦观象，系辞焉而明吉凶，刚柔相推而生变化"。由此，"象"的观念与"观象"的方法也逐渐成为中国古代思想与学术的基础方法之一。

1. 上古历法与天象 天象的产生直接源于天体的存在、运行对人类的影响和人类对天体及其运动的观察、体验。天体的运行遵照其自然规律，天体及其运动规律对人类的观念乃至行为都有直接的影响，无论是地球自转产生昼夜，月球的运行产生望朔，还是地球公转产生寒暑等，天体运行的周期是具有明显的可以把握的规律性，一日之间的晨昏昼夜、一月之中朔望圆缺、一年之中的春夏秋冬等。对这一周期现象的观察、记录与推算过程，就导致了历法的产生。据记载，中国人早在原始社会后期就形成了比较系统完整的天文历法观念。《尚书》记载："乃命羲和钦若昊天，历象日月星辰，敬授人时。"此处的"钦若昊天"包含着古人对天地自然现象特别是天文现象的敬畏和重视。所谓"历"是推演计算的意思，"象"是观测天象。观测的对象是日月星辰。

中国古代先民最早应用的历法是"火历"，即以大火星在天空的位置来分辨季节，并在观察"四象"更替的基础上建立用于指导农业生产的天文历法知识。大火星又称心宿二，即天蝎座α星，是我国古代天文学二十八宿中心宿的主星。大火星是远离地球的一颗恒星，它在一年里只有半年时间出现于夜晚晴空，其他半年则隐在白天的天上。大火星黄昏见于东方的时候，曾是春分前后，万物复苏，农事开始之际；而大火星西没，又曾是秋分左右，收获完毕，准备冬眠的时节。根据晋·杜预等前人的研究成果，黄昏时大火星初出东方，为夏历三月；黄昏时大火星位于南天正中，为大暑之前，约夏历五月；黄昏时大火星偏西而下，即《国风·豳风·七月》中记载的"七月流火"，为夏历七月。深秋及冬季大火星则隐没于地下不见。

此后，古代先民在大火星（心宿）的基础上，结合角、亢、氐、房、尾、箕六宿合为"东方青龙七宿"，以青龙之象作为其标志。又将其余西、南、北三方每一方的七宿分别想象为白虎、朱雀、玄武等不同的动物形象，与青龙一起并称"四象"分别代表东、西、南、北四方与春、夏、秋、冬四季。这种"四象"是古人把每一个方位的七宿联系起来加以想象而成的四种动物的形象。如东方苍龙，角宿象龙角，氐、房宿象龙身，尾宿象龙尾。南方朱雀则以井宿到轸宿象鸟，柳宿为鸟嘴，星为鸟颈，张为嗉，翼为羽翮。

"四象"的观念是中国先民对星象最早的认识，也是"象"观念的起源。早在六千多年前，中国的先民们就已经建立起以"四象"为基础的天文学知识体系，据中国社会科学院考古研究所冯时研究员考证，在距今6500年前的河南濮阳西水坡遗址仰韶时期墓葬中，就已出现蚌塑的龙、虎图案，说明在当时就已经有了"四象"的观念。在甲骨文中的龙字写作"𤼘"，几乎完全是模仿"东方青龙七宿"的星象排列。

在《尚书·尧典》中，记载了古人利用星宿黄昏时出现在正南天空来预报季节的方法，这就是著名的"四仲中星"，这也是由"火历"进一步发展而来的。《尚书·尧典》曰："（帝尧）乃命羲和，钦若昊天，历象日月星辰，敬授人时……日中星鸟，以殷仲春……日永星火，以正仲夏……宵中星虚，以殷仲秋……日短星昴，以正仲冬……期三百有六旬有六日，以闰月定四时成岁。"所谓星鸟、星火、星虚、星昴，即是"四仲中星"，其实是四象的中间部位，也就是四象星象中各自最重要的一个星官（星宿），分别为南方朱雀之星宿、东方青龙之心宿、北方玄武之虚宿、西方白虎之昴宿。古人以观测星、心、虚、昴四个星宿在黄昏时正处于南中天的日子，来定出春分（日中）、夏至（日永）、秋分（宵中）和冬至（日短），作为划分一年的标准。由于存在岁差的原因，此说在后世观察与实际天象差距较大，故曾在民国时期被"疑古学派"认为全为后人伪造。然而中国近代地理学和气象学的奠基者竺可桢先生在1926年发表的《论以岁差定尚书尧典四仲星之年代》一文中通过近现代的天文学方法推算出鸟、火、虚、昴四中星在《尚书》中记载的位置，符合四千年前的中国天象实际。得出了"《尧典》四仲中星盖殷末周初之现象"的结论。竺氏得出的结论今虽还有一些争议，但已足以说明中国古代确有"四仲中星"历法的存在，并普遍用于指导农业生产。"四仲中星"历法的出现，标志着中国古代"四象"理论的成熟，这也是中国传统文化中对于"象"观念的最早认识。

由此可知，天象是"象"观念最早的来源，实际上指的是夜空中星象的变化，古人通过对星象的观察而确定四季的交替，从而据此安排农业生产。因此，"天象"在古人心目中是极为神圣的，因为其反映了天道规律的变化。对"天象"的崇拜贯穿了中国农耕社会的整个历史。

2. 占卜与兆象　如果说在远古时代对天象（星象）的认识还更多地属于对自然规律朴素的认知与总结，那么，在商周时期古代先民所创造的以"兆象"与"易象"为代表的占卜之象，则更加具有抽象思维的意义。

在殷商时期，"象"又指龟卜时龟甲上裂开的纹路，称为"兆"或"兆象"。龟卜属于骨卜的一种，中国古代的龟卜方式是通过对龟壳的灼烧，通过看龟壳的裂痕的方向，来判断所卜之事是吉是凶。这一占卜方法在殷商与西周时期非常流行，在河南安阳殷墟所发掘出土的大量卜骨，即为殷商后期王室用于占卜吉凶记事，其上所契刻的文字即为"甲骨文"，内容一般是占卜所问之事或者是所得结果。因此，在先秦时期，龟甲被人们认为是能上通天意下达人事的灵物，是卜人手中天与人之间的媒介，无论是在国家大事还是日常生活中它们都起着决定性的作用，因此人们"常宝藏蓍龟"（《史记·龟策列传》）。

龟卜的方法，在《周礼·春官》之《卜师》与《龟人》及其郑《注》贾《疏》，均有详细记载与说明，而殷墟卜骨的出土，又为考察商代卜法提供了实物佐证。对此近代学者罗振玉在《殷虚书契考释》中表述为："卜以龟，亦以兽骨。龟用腹甲而弃其背甲（背甲厚，不易作兆，且甲面不平，故用腹甲）。兽骨用肩胛及胫骨（胫骨皆剖而用之）。凡卜祀者用龟，卜它事皆以骨。田猎则用胫骨，其用胛骨者，则疆理征伐之事为多。故殷墟所出，兽骨什九，龟甲什一而已。其卜法，则削治甲骨甚平滑，于此或凿焉，或钻焉，或既钻更凿焉。龟皆凿，骨则钻者什一二，凿者什八九，既钻而又凿者二十之一耳。此即《诗》与《礼》所谓契也（凿迹皆楕圆，形如◎；钻则正圆，形如〇；既钻更凿者，则外圆而内楕，如◉。大抵甲骨薄者或凿或钻。其钻而复凿者，皆厚骨不易致坼者也）。既契，乃灼于契处以致坼。灼于里则坼见于表，先为直坼而后出歧坼，此即所谓兆矣。"由此可见，龟卜之法，从选龟时的辨色辨体到剔刮钻孔，最后用火烧灼，显出预示吉凶的兆纹，有一整套工序。

对龟卜之兆象的解读，主要是依据其开裂兆纹的形态与走势来确定的，具体方法今虽已失传，但仍然能从古籍的只言片语中看出一些端倪。司马迁在《史记·龟策列传》中对龟卜方法与兆象的解读有较为详细的记载，其曰："卜先以造灼钻，钻中已，又灼龟首，各三；又复灼所钻中曰正身，灼首曰正足，各三。即以造三周龟，祝曰：……某欲卜某，即得而喜，不得而悔。即得，发乡我身长大，首足收人皆上偶。不得，发乡我身挫折，中外不相应，首足灭去。"由以上文字可知，龟卜之时需要卜者在龟甲的首部与中部等处多次灼钻，令龟甲经火灼之后，出现裂纹。通常兆纹可分为身首足三部分，身为事情的主干，首为事情的开始，足为事情的结束，根据兆纹的形态与走势形成不同的兆象，而有吉凶不同的解读。通常情况下，若兆身长又大，首足收敛，兆纹成对向上扬，则被认为是吉兆；若呈现弯折不直的兆纹，中心和边缘兆纹不相对应，首足兆纹不现，则多为凶兆。

与观察星辰位置变化的"天象"不同，龟卜之"兆象"不仅是一种由人主动创造的"象"，而且还是可以普遍运用的预测方法。这意味着在古人的心目中，龟卜之"兆象"与实际发生的事物之间具有某种神秘的普遍联系，对"兆象"的解读则成为了解到事物的未来变化趋势的捷径。

3.《周易》与易象 古书虽然往往卜筮连称，但通常认为，筮占之法发明要晚于龟卜，龟卜盛行于殷商时期，筮占则直到西周时期才在大范围内盛行。故《左传》有所谓"筮短龟长"之说。

与繁难塞涩的龟卜之法相比，筮占则无疑要简单而实用得多。这主要包括两个方面的改进：首先，筮占舍弃了珍贵难得的龟甲而改用蓍草。蓍草乃多年生草本植物，随处可得。虽然蓍草的选用仍然可能有许多讲究，但终究比龟甲得来容易很多。特别是到了后期，出现用竹签甚至铜钱代替蓍草的方法，筮占工具也就脱离了耗材的范畴，可以实现大范围普及。其次，筮占作为一种比较繁杂的技术性操作，形成了一整套成熟的操作流程与技术规范，如《周易·系辞》所讲之筮法："大衍之数五十，其用四十有九。分而为二以象两，挂一以象三，揲之以四以象四时。归奇于扐以象闰。五岁再闰，故再扐而后挂。……此所以成变化而行鬼神也。"对比殷商人的龟卜程序，《周易·系辞》之所谓"筮法"，也不过是一个简单的数字推衍，较之繁难的龟甲凿灼之法，毕竟简便得多。在目的一致、效果相同的情况下，人们往往是舍繁就简。因此，在简易的筮占盛行之后，繁难的龟卜便退居次要。

《周易》的出现，是中国古代象观念与象思维方法发展的里程碑，标志着象思维发展成为成熟的理论体系。《周易》由《易经》和《易传》两部分组成，通常认为《易经》出现较早，当不晚于西周时期，其主要内容由六十四个用象征符号（即卦画）的卦组成，每卦的内容由卦画、卦名、卦辞、爻题、爻辞组成。卦辞，是对卦的整体性说明及六爻的综合总结；爻辞，指单条爻的说明、描述文辞，一般认为，卦辞与爻辞均源于早期的占卜记录。《易传》，又称《周易大传》，包括《彖》上、下，《象》上、下，《文言》，《系辞》上、下，《说卦》，《序卦》，《杂卦》，因共十篇，又称"十翼"。"传"，有解说之义。在古代，凡解说、阐发经典著作意义的书和文字，皆可称为"传"。"翼"，本指鸟虫之翅膀，此处指不可缺少的、与《周易》相辅相成的、注释解说《周易》的著作。据司马迁《史记》记载，《易传》由孔子所作，但经钱穆、顾颉刚、冯友兰、郭沫若等海内外学者名家的研究，均认为此说不足取信，大多学者认为《易传》应成书于战国时期。

《易经》由六十四卦组成，卦画的基本单位为"爻"。爻分奇画与偶画，奇画由一条长的横线而成"—"，俗称"阳爻"；偶画是以两条断开的横线而成"− −"，俗称"阴爻"。爻的三次重叠就构成了八卦，分别为乾（☰）、坤（☷）、震（☳）、巽（☴）、坎（☵）、离（☲）、艮（☶）、兑（☱），分别代表着天、地、雷、风、水、火、山、泽八种事物。八卦相互重叠则形成八八六十四种不同的组合，称六十四卦。《易经》就是根据筮占的结果，配合六十四卦的卦辞与爻辞，来预测事物未来发展的。阴阳爻与八卦，就构成了一个完整的"象"思维体系——"易象"。

相较于《易经》，《易传》对《周易》的解读，就显得更加直白而明晰，对后世学术思想的影响也更大。《周易·系辞上》曰："古者包牺氏之王天下也，仰则观象于天，俯则观法于地，观鸟兽之文与地之宜，近取诸身，远取诸物，于是始作八卦，以通神明之德，以类万物之情。"这段文字所描绘的八卦创立的过程，被后人称作"观物取象"。《周易·系辞上》曰："圣人有以见天下之赜，而拟诸其形容，象其物宜，是故谓之象。"可以看作古人对"象"最早的定义。此处的两个"象"字是有多区别的，后一个"象"字是名词，而"象其物宜"之"象"则属动词，是指对具体事物进行模拟，以阐明一定的道理的方法，带有形象、象征的意思，即"象也者，像此者也"。《易传》认为"圣人"在创立易象，即"立象"时所采用的就是这种"象"的方法。因此，《易传》的作者认为"象"乃是由"圣人"观察天地间万事万物，模拟其形状而创造出来的，它们具有比喻、象征的功能，能"立象尽意"，即借助于具体物象而阐明深刻的"义理"，并可用以预测未来。故《周易·系辞》曰："在天成象，在地成形，变化见矣"，又曰："圣人设卦观象，系辞焉而明吉凶，刚柔相推而生变化"。这是对象思维方法最为基本的运用。

由此，《易经》与《易传》共同构成了一个关于"易象"的完整体系，其中《易经》是"易象"在实际运用中的"操作指南"，而《易传》则是对"易象"的理论解释。历代学者们认为"易象"是由"圣人"在观察事物的基础上创造出来的，能够模拟事物之外在表现，并体现了事物内在本质属性特征及其相互关系，有生动形象性和鲜明比喻象征性的理论体系及符号推演系统。

《周易》与"易象"的出现标志着"象"的概念逐步发展为与事物具体实在的"形"相对，成为用象征来对事物进行抽象把握的一种认知方法。由此，"象"的观念与"观象"的方法也逐渐成为中国古代思想与学术的基础之一。

四、中国古代哲学中的"象"观念

"象"的观念与思维方式，在中华文明数千年的历史长河中逐渐发展成熟。在这其中，"象"观念最早是来源于古人对天象的观察，至《周易》的成书，为"象"的观念与思维方式奠定了坚实的理论基础，标志着象思维成为成熟的思维方式。此后，象思维逐步发展成为中国原创思维方式的基础与核心。而象观念对中国传统文化最大的影响，则是对阴阳、五行与气的认识。

阴阳之"象"最早来源于古人对日照与阴影之明暗变化的描述，进而被引申用于解释天地、昼夜、寒暑等自然现象，而后又加入了有无、上下、内外、高低等相互对立的关系，从而成为中国古代先民对相互关联事物与现象间普遍存在的两种相互对立的属性与范畴的概括。

阴阳的概念大约形成于西周时期。西周时期的诗歌中就已经有"阴阳"一词。《诗经·大雅》："既景乃冈，相其阴阳，观其流泉"；阴在《说文解字》中描述为："阴暗也；水之南、山之北也"；《说文系传》："山北水南，日所不及"。阳在《说文解字》中描述为："高、明也。"《说文解字义证》："高明也，对阴言也。"西周末年，古代先贤开始用阴阳来分析、解释一些复杂事物的变化机制。《周语·国语》记载伯阳父用阴阳概念来解释地震的发生："阳伏而不能出，阴迫而不能蒸，于是有地震。"《周易》一书的出现，代表着阴阳理论的最高成就，在《周易》一书中，阴阳成为事物发生、发展、变化的规律和根源，是天地万物之至理，通过对阴阳变化的解读，可以寻找到对世界上一切事物变化规律的普遍性解释，甚至可以据此对未来进行预测。

近现代以来，由于西方科学与哲学思想的影响，借助哲学中的"矛盾论"思想来解释阴阳理论曾一度非常流行，然而近年来人们已经逐渐认识到了这一方法的局限性。阴阳理论与矛盾论虽有一些相似之处，但究其本质而言，却是完全不同的。矛盾论主要侧重于对矛盾双方关系的分析，而阴阳理论则首先强调的是对事物阴阳属性的划分，万事万物皆可分阴阳，在划分了阴阳属性后，在特定的条件下，才能进一步运用阴阳的对立统一、消长变化、互根互用等规律分析实际问题。

五行学说是中国古代哲学家通过观察自然现象，将事物归纳为木、火、土、金、水五类，并以此阐释事物间的相互关系和变化规律的系统。这一学说认为，宇宙间的一切现象和事物都可以根据这五种基本元素的性质和特点进行分类，并遵循五行的生克制化规律进行变化和发展。

古人对数字"五"的崇拜源远流长，殷商时代已将纷繁复杂的事物归纳为五类，其思想贯穿春秋战国时期，成为普遍观念。"五行"之说最早见于《尚书·洪范》："五行：一曰水，二曰火，三曰木，四曰金，五曰土。水曰润下，火曰炎上，木曰曲直，金曰从革，土爰稼穑。润下作咸，炎上作苦，曲直作酸，从革作辛，稼穑作甘。"虽然在《尚书》中的"五行"只是单纯地提出了以水为首的五行排列次序，以及五行的性质和作用，没有触及五行之间的内在联系。五行的思想最初与"四季"及"五方"的观念相关，后逐渐演变为多领域的通用分类，如五行、五方、五神、五味、五声等。到了战国中晚期，这些概念已经相当紧密地联系在一起了，"五行"之说逐渐成为了对所有关于"五"的事物归类的总代表，并且逐步发展出五行生克制化的规律，而作为水、火、木、金、土五种事物本身，也逐渐被归纳为代表五种本质属性的"象"而被强调出来。

气是中国传统文化中最为基础的"元概念"，也是在中国古代思想与学术中对最普遍、最常用的"象"。"气"甲骨文字形"三"与"三"相似。据推测，上下两横应代表天地，天地之间加一横指事符号，即代表天地之间的"气"。金文作"≒"为使之区别于数目字"三"，有的金文又写作"气"或"气"，应该是模拟云气流动的形态，篆文"气"则承续金文字形。《说文解字》曰："气，云气也。象形。凡气之属皆从气。"说明气字的形象是从对天上飘过的云气的模拟，同时也隐含着对充斥于天地之间均匀扩散、流动的大气的朴素认识。由此，可以看出古人对"气"的认识，很可能最初是源于空气。

古人对于空气的最初认识，很可能是来源于人之呼吸引起的气流运动。《素问·阴阳应象大论》曰："天气通于肺，地气通于嗌。"此"天气"就应指空气而言。而"清阳为天，浊阴为地；地气上为云，天气下为雨；雨出地气，云出天气。"（《素问·阴阳应象大论》）则是地球大气循环的生动描述。"气"的流动则为风，"气"的凝聚则为云，而"气"本身有视之不见、听之不闻、触之不觉，无形无象却又无处不在的特征，充斥于天地之间，充满了神秘感。因此，春秋战国时代的思想家，将"气"的概念抽象化，认为

"气"是天地间一切事物组成的基本元素，一切事物均是气的运行与变化的结果，故曰"通天下一气耳"（《庄子·知北游》）。"气"除了是构成天地万物的基本元素外，还是人类与一切生物具备的生命能量或动力，故《庄子·知北游》曰："人之生，气之聚也，聚则为生，散则为气。"这也使"气"成为维持人体生命的基础元素。

第七章 象思维的概念与内涵

"象"的观念是中国传统文化中所独有的观念，在西方文明中是找不到与之类似的东西的，因此，以"象"观念为核心建立起来的中国原创思维方式，也是完全不同于西方的逻辑思维的。要想深刻的理解这一差别，就必须要从东西方文明创生期谈起。

一、东西方文明差异与"象"观念的起源

中国文明是典型的农耕文明，独有的地理环境使中国社会发展成为典型的农耕社会。上古传说中三皇中的神农氏就是因"教民耕农，故号曰神农"，中国的黄河流域培植出了粟、长江流域培植出了水稻，都发展成为独具特色的农耕中心。

而农耕文明意味着一成不变的定居生活，著名社会学家费孝通在《乡土中国》一书是这样形容中国传统社会环境的："乡土社会在地方性的限制下成了生于斯、死于斯的社会；假如在一个村子里的人都是这样的话，在人和人的关系上也就发生了一种特色，每个孩子都是在人家眼中看着长大的，在孩子眼里，周围的人也是从小就看惯的，这是一个熟悉的社会，没有陌生人的社会；熟悉，是在时间上、从多方面、经常的接触中所发生的亲密的感觉。"这样的社会无疑属于典型的熟人社会。

如果说中医学是深深根植于中国传统文化当中，则西医学同样也离不开西方文化的滋润。以希腊为例，由于特殊的地理条件，使得希腊文明从其诞生之初，就属于商业文明。希腊位于地中海滨，境内多山，群山把各地域分成许多小块，内陆交通阻塞。海洋性气候恶劣多变，境内谷地、平原又少，决定了希腊人无法以农耕为生。而拥有众多的优良港湾和岛屿，利于海上贸易，因此，希腊先民主要从事航海业及对外贸易。

与农耕文明一成不变的定居生活不同，航海的商业文明意味着要和各种各样的陌生人打交道。著名历史学家顾准在其著作《希腊城邦制度》一书中引用了英国著名历史学家汤因比对古希腊社会中"跨海迁移"现象的描写："跨海迁移的第一个显著特点是不同种族体系的大混合，因为必须抛弃的第一

个社会组织是原始社会里的血族关系。一艘船只能装一船人，而为了安全的缘故，如果有许多船同时出发到异乡去建立新的家乡，很可能包括许多不同地方的人——这一点和陆地上的迁移不同，在陆地上可能是整个血族的男女老幼家居杂物全装在牛车上一块儿出发，在大地上以蜗牛的速度缓缓前进。"这段文字生动的刻画出古希腊"陌生人社会"出现的原因及现实图景。

相对来讲，群体愈大，包括的个人经验愈繁杂，而为多数人所认知的共同经验就越简单，人与人之间的相互交流就变得越发地困难。由此语言作为人与人交流的中介就显得格外重要。形式逻辑起源于古希腊先民对语言学的探索，是将人类的思维剥除了表层的实际意义以后，所呈现出的构成人类思维基础的规则，无疑是拥有最广泛的普适性与确定性，因而成为了现代科学的基础与保证。概念、判断、推理是形式逻辑的三大基本要素，对概念的严格定义，则是逻辑思维的基础和原点。

形式逻辑的创始人是古希腊的亚里士多德。古希腊人发现，思维与语言在认知过程中相互依赖，将客观存在的现实转化为人类所认知的现实。在古希腊人的观念中，形式逻辑和思维方式以及语言的语法理论体系有着非常密切的关系，现代西方社会的思维模式与现行的印欧语系语法系统均可以直接追溯到亚里士多德的形式逻辑理论。

亚里士多德建立了第一个逻辑系统，即三段论理论。其论述形式逻辑的代表作有《形而上学》和《工具论》。继亚里士多德之后，麦加拉－斯多阿学派逻辑揭示出命题联结词的一些重要性质，发现了若干与命题联结词有关的推理形式和规律，发展了演绎逻辑。而古希腊的另一位哲学家伊壁鸠鲁则认为归纳法是唯一科学的方法。中世纪的一些逻辑学家，发展和丰富了形式逻辑。到了近代，培根和约翰·缪勒则进一步发展了归纳法。

三段论推理是演绎推理中的一种简单推理判断。它包含一个一般性的原则（大前提），一个附属于前面大前提的特殊化陈述（小前提），以及由此引申出的特殊化陈述符合一般性原则的结论。形式逻辑认为，如果一类对象的全部都是什么，那么，它的小类，即部分对象也必然是什么；如果一类对象的全部都不是什么，那么，它的小类，即部分对象也必然不是什么。也就是说，如果对某类对象的全部都有所断定，那么，对它的部分也就有所断定。此后形式逻辑所有的发展，也都是以三段论推理为基础的，此后西方的哲学、科学与技术均是在形式逻辑的基础上渐次发展起来的。

与西方不同，中国传统社会属于最典型意义的农耕社会。农耕社会与游牧社会相比，农耕生产的增长率大于游牧生产的增长率。这使得其必然趋于定居，又使其自身发展以及随之而来的社会文明方面的发展，有较大的和较为稳定的连续承袭的可能。食物生产丰饶后，就有可能分出一部分劳动力从事农耕以外的活动，初步的社会分工较为充分，因此农耕社会很容易在小范围内实现农业和家庭手工业相结合的自给自足的小农经济。男耕女织，规模小，分工简单，以家庭或村落为单位进行自给自足的生产来满足自己生存需要，不需要市场和商品交流。由此形成了中国社会长达两千多年的创稳定社会结构。

由于农耕社会的稳定性，加上地理条件的限制，几千年来，生活在这片大地上的所有人几乎都是同根同种，都有着相似的文化基因与生活经验，并不存在完全陌生或异质的文明。因此，在中华这片大地上，相互之间的理解交流是不存在障碍的，在不存在交流隔阂的环境下，不需要严密的形式逻辑作为认识的起点，逻辑的优点就显得可有可无了。在古代中国不是没有出现过对逻辑学的探讨，然而却始终难以成为学术主流的关注对象。形式逻辑在古代中国未充分发展并不是偶然的，因为在中国传统社会中，并不需要形式逻辑对语言确定性的保证作用。然而，中国的语言与学术虽然不以形式逻辑与概念为支撑，但也并非随意为之，而是使用了另一套完全不同的系统与标准，这就是我们称之为"象"的观念与思维方式。

二、象思维的概念范畴

从前文分析可以看出，与逻辑学起源于对语言的研究不同，"象"的观念与思维方式源于人与人之间视觉经验的传递。由于中国传统农耕社会的相对封闭性，生活在中国传统社会人与人之间都有着高度重合的共同经验，相互之间的理解交流不存在障碍与隔阂，无需严谨的指代就可使对方明了所需表达的确切内涵。因此，在这样的环境下，被严格定义的概念就显得复杂且不必要。由于双方有着高度重合的共同经验，且这类共同经验，往往并不依赖严格的概念定义与语言逻辑的限定，而是通过指代和意会的方式来实现相互理解与交流。这些共同经验经过抽象的系统化总结，固化在文化传承中，即成为了"象"。

思维，是指人们对于事物的本质和事物间规律性的联系的理性认识过程，是人脑对客观事物能动的、间接的和概括的反映。

思维是西方哲学中常用的概念，在通常情况下是专指逻辑思维，即在概念的基础上进行分析、综合、判断、推理等认识活动的过程。然而，中国传统哲学以及中医学的原创思维方式显然与源自西方的概念思维有着非常大的区别，它虽然同样是运用分析、综合、判断、推理等进行思维活动，但却并不以被严格定义的概念作为思维的基础，而是将对"象"的概括作为思维活动的起点。故"象"思维的概念，实际上即指以"象"作为基本

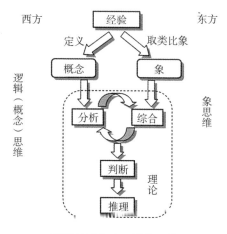

逻辑思维与象思维的比较

单元的思维活动。"象"思维是中医原创思维的基础与核心。

事实上，象思维不仅仅是感性思维，且同样具有理性思维性质。运用象思维，同样可以开展分析、综合、判断、推理等理性思维活动，只是要将思维的基本要素，由严格定义的概念转换成由共同经验抽提出的"象"。然而，正是由于"象"是由共同经验抽提而成的，是只可意会而不可言传的，因此象思维无法和逻辑思维一样搭建树状结构的逻辑长链，而是由众多的逻辑短链构成错综复杂的网状结构。逻辑长链的缺失，导致象思维无法通过简单的公理推导整个知识体系，使得理论的确定性被削弱，只能在基于众多共同经验的基础上，通过短链逻辑的推导完成整个知识体系的构建，但这一方法可以使得众多无法归纳为公理的经验与知识被纳入，无形中扩大了可被认知的知识范畴，使得整个理论体系更具开放性与包容性。

在象思维的过程中，依照"取象比类"方法建立起来的"象"观念系统，是象思维的核心内容。不同于西方执着于原因与结果的形式逻辑方法，中国古代先民们认为现象与本质有着统一的属性，因而可以将天地万物的普遍特征与根本规律抽象成简约的"象"，即以象征的方法来代表或区分不同事物的现象或本质。由此，"象"的观念成为中医学术的理论基础与本质特征，与形式逻辑的方法相比较，象思维的方法虽然牺牲了确定性，却在最大程度上获得了思想的开放性与普适性，而实践经验的验证则成为"象"真伪取舍的根本基准。

三、象思维与逻辑思维的区别

由前述可知，正如逻辑思维以"概念"作为思维活动的基础，象思维则

是以对"象"的认识来作为其思维活动的基本单元。而"象"是与形式逻辑中的"概念"完全不同的另一种认识世界的方法。

概念，是指人类在认识过程中，从感性认识上升到理性认识，把所感知的事物的共同本质特点抽象出来，加以概括的一种表达。在逻辑学思维体系中，概念是其中最基本的构筑单位。

概念可以是大众公认的，也可以是个人认知特有的一部分。表达概念的语言形式是词或词组。但无论概念表达了什么样的内容，或是以什么表达方式来表达，概念的形成都必须遵守两条最基本的原则：①概念所要表达的内容一定是符合理性分析的结果，是可以被他人所理解并运用的；②无论概念以何种方式表达，都具有标准定义来严格界定其内涵与外延，通常情况下，概念定义，均需由严谨而明晰的语言来阐述。

"象"则不同，"象"来源于一个特定封闭人群中对共同经验的相互认同，因此，相较概念而言，对"象"的认识具有较多的感性色彩，也不需要严格分析与界定。因而，作为中国传统文化中所特有观念的"象"，远不同于西方哲学中的现象和象征等概念，其内涵要更广泛深刻的多，《管子·七法》曰："义也、名也、时也、似也、类也、比也、状也，谓之象"，这正说明了"象"这一观念的复杂多样性。笔者认为，在中国传统思维中，"象"的观念具有四种不同层次的涵义：

第一个层次，"象"具有模拟的涵义，《周易·系辞》曰："象也者，像也"，即抽象的"象"与具体的事物之间一定要在某些方面具有相似性，以《易》为例，以一长横"——"代表阳，以两短横"— —"代表阴，这是古人对自然界阴阳现象的一种模拟。进一步引申，三阳为乾（☰）是模拟了天的广阔无垠；三阴为坤（☷）是模拟大地被河流沟谷阻断。

第二个层次，"象"是某种抽象的象征。这一点是与"形"相对而言的。"形"是指各种具体事物所呈现出来的形象，在某种程度上也代表着事物本身。而"象"则不同，"象"是从一类事物的共同体特性中抽象出来的典型代表，故《周易·系辞》曰："拟诸其形容，象其物宜；是故谓之象"。如五行或八卦中的水、火，并非为自然界中真实的水、火，而是从以水、火为代表的一系列事物中抽提出来的共同特性，以水、火作为其象征。

第三个层次，"象"具有"比类"的涵义。"取象比类"与"取类比象"是中国古代学者所常用的重要方法，也是中国古代认识论的基础与核心。《周易·系辞》曰："方以类聚，物以群分"，而这"类聚"与"群分"的标准，则正是其所共有的"象"，如《周易·说卦》曰："乾为天、为圜、为君、为父、为玉、为金……"，即天、圜、君、父、玉、金等等诸多事物都具有乾卦之"象"，在古人看来，这些事物虽各不相同，但在某些方面却有着相同的特征，故而在某种特定的情况下可以把这些事物都归在同一类中。

第四个层次，"象"是事物的某种本质内涵属性的体现。《周易·系辞》曰："在天成象，在地成形，变化见矣"；又曰："天地变化，圣人效之。天垂象，见吉凶，圣人象之"。在古人的心目中"象"的变化同样就代表了天地万物本身的变化，或者更准确地说，每一种"象"的背后，都隐含着一套天地变化的公式。因此，古人将对天地万物的认识，抽象简化为对"象"的把握与推演，从而使"象"发展成为了中国古代认知方法的基础与核心。

四、象思维的基本性质

"象"，作为中国古代思维方法的基础与核心，具有以下四个方面的基本性质：

首先，"象"具有抽象性。顾名思义，"抽象"这个词就是从具体事物中抽提出"象"的意思。虽然"象"本身大多来源于现实中存在的事物，也沿用了其原有的名称，如"水""火"等。但当这些我们日常所熟悉的事物作为"象"的观念而固化在我们的头脑中的时候，这些"水"或"火"就不再是现实中存在的水火，而是以"水"或"火"为代表的一系列特点与属性的高度提炼与概括。因此"象"本身是高度抽象的。

其次，"象"具有很强的系统性。"象"并不是孤立的，由于其具有"比类"的性质，那么"象"的观念就必然是一个系统思维的产物。《周易·系辞》曰："圣人立象以尽意"；又曰："圣人有以见天下之赜，而拟诸其形容，象其物宜；是故谓之象"。都说明"象"在古人心目中并非对单一事物的某种现象或象征的描述，而是把"象"当作一种眼于天地万物的认知与思维方法来运用的，是用来解释整个天地与中的系统性方法。这从古人常用的几种"象"也可以看出，如阴阳、五行、八卦等，都是具有很强的系统性，而且均构成完整的理论体系。

第三，绝大多数的"象"都在一定程度上具有普适性与全息性。如"阴阳"之象，万事万物皆可分阴阳，而阴阳之中又可再分阴阳。无论是天文、地理、山川、树木、人体、社会……所有的一切都是具有阴阳属性的。以时间为例，从全年讲冬为阴夏为阳，具体到某一天又可分夜为阴昼为阳，因而冬昼与冬夜即为阴中之阳与阴中之阴，这是阴阳的无限可分性。其他"象"的系统，如五行、八卦等也均莫不如此。在此基础上，"象"还具有全息性，即在某一具体事物或局部都可以体现出天地万物之"象"的属性，如古人曰："察一叶而知天下秋"。这一观念推广到人体上，就是人体可以反映天地的变化，即"天人相应"的观念。

最后，不同的"象"及"象"系统之间具有很高的相容性。天地万物由于从不同的角度看待，会表现出多种不同的属性，因而也就可以被归纳总结为多个不同的"象"或"象"系统，但这些"象"都同样是事物的真实属性，相互之间是相容而互不冲突的，并可在更高层次上相互结合而构成新的"象"体系。如阴阳与五行可相互结合而构成阴阳五行体系。正是由于"象"这一性质的存在，使得中医各家学说成为可能，基于对不同的"象"的认识与理解而建立的各家理论，彼此之间其实并不矛盾，医生在临床运用时可以在头脑中灵活转换选择最恰当的理论指导治疗。

"象"的观念与思维方法，除了以上四个性质之外，与逻辑学相比，还具有非常鲜明的视觉特性。逻辑学最初源于对语言的研究，仍保持着听觉的线性特点。而"象"的观念则不同，是从视觉经验引申发展而来的。这一点对于理解"象"的观念非常重要，也是"象"的思维方法与其他方法本质区别。视觉经验所包含的信息无疑要远大于以语言为代表的听觉经验，也更加复杂。因此"象"作为传播视觉经验的手段，远较语言与逻辑难于理解和传播，故我们常用的逻辑分析等方法都远远不足以理解"象"中所包含的信息，需要对其进行长期的仔细揣摩与综合体验，在实践中将自己所经历的各种视觉经验与前人所描述的"象"进行比对，直至彼此相互重合而心中有所感悟，这就是我们所常说的直觉与顿悟的方法。

第八章　取象比类的认知方法

"象"思维，是以"象"作为基本单元的思维活动。在数千年的历史发展过程中，逐渐演化成熟，约定俗成形成了一整套基本模式与方法，通常我们将之称为"取象比类"。

一、取象比类

取象比类，又称"援物比类"，是在观察事物获得直接经验的基础上，以"象"为工具，对事物在某一方面的本质属性与变化规律进行抽提，并赋予某种特定事物形象或象征性符号的表述，通过比喻、象征、联想、推类等方法进行思维，反映事物普遍联系及其规律性的思维方式。

所谓象思维，首先必须要有"象"作为思维活动的基本单元，"象"是由"观物取象"而来，"观物取象"的目的，便是为了"立象尽意"，这是象思维的基础工作。

"立象尽意"一词，出自《周易·系辞上》："书不尽言，言不尽意……圣人立象以尽意"，在此，"书"指文字，"言"指语言，"意"指人的思想，古人认为，人的思想很难用语言或文字来完全表达，因而必须创造"象"来传递。

西方哲学认为，思维和语言是人类反映现实的意识形态中两个互相联系的方面，它们的统一构成人类所特有的语言思维形式，因此语言是思维本身的要素，是实现思维巩固和传达思维成果的工具，人类只有通过语言才能思考。语言作为思维的外在表现形式，二者实际上是一体的。因此，古希腊哲人们正是基于对语言学基本规则的探索，创造了形式逻辑的思维方法。虽然，现代西方哲学也提出所谓隐性知识或缄默知识的理论，但并不妨碍语言在西方思维方式当中的中心地位。

而中国的文化传统则不同，中国古人很早就已经注意到语言相较于思维的局限性，因而提出"书不尽言，言不尽意"。中国古人主要是从语意方面而不是语法规则和逻辑规则方面研究语言的，认为语言只是人们彼此沟通思想的中介工具，并不能代表思想本身，故《庄子·外物》曰："筌者所以在鱼，得鱼而忘筌；蹄者所以在兔，得兔而忘蹄；言者所以在意，得意而忘言。"将语言与思想的关系，比喻成鱼与捕鱼的竹篓、兔与捉兔的夹子之间的关系，凸显了语言的工具性。既然语言并不能完整而准确地表达思想本身，就需要创造更合适的表达工具，即"象"。如前文所述，"象"是人们的共同经验固化在文化传承中特定符号，因此其所蕴含的涵义在同一个文化圈中是约定俗成的，每一个人都能够充分理解，因而对"象"的使用可以大量省略语言表达。此外，由于"象"的使用更多着眼于对人类视觉经验的直接传递，简省了语言逻辑的翻译转换过程，因而能够传递的信息量更广，较之一般的"语言"有更大的优势。

"立象尽意"是建立象思维的关键，但只能在特定情境下表达特定的内涵，如果想要让创造出的"象"能够得到更广泛的运用，这就需要用到"取象比类"的认知方法。

"取象比类"的认知方法包括"取象比类"与"取类比象"两个步骤。首先是"取象比类"，即从众多单独的、个别的事物中抽提出能够代表各自本质属性的"象"，而后进行相互比较而聚类，即建立"象系统"，并通过"象系统"将各自不同的事物联系在一起。如在"阴阳"理论中，认为天、动、升、上、热、昼等事物均具有相同的属性，可以统一以"阳"的象来代表，而地、静、降、下、冷、夜等事物均具有相同的属性，可以统一以"阴"的象来代表。这就是不同的"象"通过对比构成"类"的过程。

"取类比象"则是在已经建立了"象系统"的情况下，通过对"象系统"的认识推测可被纳入系统之中的陌生事物可能具有的本质属性，是对"取象比类"方法更高级的应用。如已知在"五行归类"当中肺属金，则肺的功能就应该有"金行"所具备的相关属性，金主肃杀，故肺主肃降，这是彼此相互联系的。又如冬季与肾脏同属于"水行"，则肾与冬建立了彼此的联系，因而冬季滋补肾脏效果最佳。这都是运用"取类比象"方法推导出的理论。

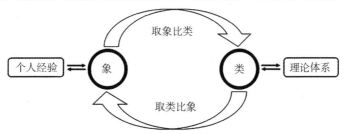

取象比类的认知方法

"天人相应"的观念是对"取象比类"方法的系统总结，即将所有从天地万物中抽提出来的"象"均统一在同一个系统之内，从而建立起万事万物之间的普遍联系。也形成了中医学重视整体观念的特点。这一思想虽是由西汉董仲舒正式提出，但实际早在殷周时代就已成为思想界的普遍共识，并据此理念总结出从天地万物中抽提"象"的两套具体方法，即"阴阳"与"五行"的思想。"阴阳"与"五行"即是中国古代传统文化中最大的两种"象"，也成为了奠定中医学理论体系最根本的基础之一。

二、象数合参

在取象比类之后，还需要象数合参。在中国传统文化中，"象"与"数"往往是并称的。这里所谓的"数"，并不是指象与象之间的数量关系，而是对隐含在象的符号系统当中内在规律的认识。

象思维是中国古人认识与理解世界的基础。然而，对于我们面前的这个广阔的世界而言，仅靠一个个孤立的"象"来解释显然是远远不够的，还需要有一个系统性的思维方法，将"象"的观念上升到抽象规律的高度，才有可能对各种纷繁复杂的世界现象作出一个整体性的解释。

众多的医学或非医学现象，在长期的生产生活中会约定俗成地成为用于指代人类共同经验的特定符号，这就是"象"，众多的象（符号）可经意象思维方法分析推测其可能的内在联系，会在人脑中系统整合为相应的符号系统，用以解释世界纷繁复杂的现象。这些象的符号系统不同于单独的象，是由多个相互关联的象组成，每一个象都并不是孤立的，其不仅是代表了一类事物的共同属性，而且也是解释整体现象的系统性方法。对此，可以称之为"象符号系统"。

对于中医学而言，经过数千年的积累，约定俗成象符号系统有很多，如在藏象学领域，五脏六腑就是一套象符号系统；在药性方面，四气五味又是一套象符号系统。在这其中，作为贯穿了中国传统文化与中医学，奠定了中医学理论体系哲学基础的象符号系统，运用最为广泛的，最具普适性的即为阴阳、五行与气（精气神）。

通常而言，象的符号系统是指在统一范畴内的事物，通过整体划分的方法得到的具有紧密关联性的一组"象"。其相对于个别的象，有着两个非常鲜明的特征：其一，象符号系统间不同的多个象，代表了对整体属性的分类方法，即任何属于整体中的事物，都可以通过象思维的方法确定其象的属性。正如阴阳与五行的方法，可以将天地间的任何事物均划分其阴阳或五行的属性，又如五脏六腑作为人体生理功能之象，也可将人体生理功能变化的全过程全部纳入其中。其二，象符号系统内各个象之间，是相互关联而非割裂的，任意两个象之间都必然会存在着直接或间接的多种关系。如阴阳之间有消长变化，五行之间有生克制化，又如气血之间有气为血帅、血为气母等。正是由于这些相互关系的存在，才使得象系统中的各个象融合为一个整体。因而，作为一个象符号系统，必然包括两部分的内容，即通过整体划分而得到的某一范畴事物的若干不同属性（象），及各个不同属性之间的相互关系与变化条件（数），若要对事物准确理解与判断，就需要对这两方面的内容充分认识与把握，即"象数合参"的方法。由此，则天地万物均可抽象为系统性的象，运用象数合参的方法来引导推演可能的新知识，从而起到规范思维过程的作用。这一方法是由具体到抽象的飞跃，是构建中医学理论体系的基础。

古人认为数字是神秘的，代表着隐含的自然规律，只要寻找到数字之间的联系，就能把握到其中隐含的规律。因而，古人在建立象思维的同时，往往对其中不同的"象"分别赋予相应的数字，以代表不同的涵义。如"天一地二，天三地四，天五地六，天七地八，天九地十。天数五，地数五，五位相得而各有合"（《周易·系辞上》），即是以奇数与偶数来代表阳和阴。又如"天一生水，地六成之"（汉·郑玄《易经注》），即是以数字1和6来代表五行中的"水行"。这是一种狭义的"象数"概念，而广义的"象数"则指的是同一体系中不同"象"之间的相互关系与影响，典型的如阴阳消长与五行生克等。因此，在古人心目中，"数"是"象"的重要组成部分，二者是一体的，对"数"的解读与运用同样是象思维的重要内容。

与大多数人的普遍印象不同，"象数"中的数字，实际上并不是定量概念，而仅仅是象思维过程中对不同"象"的一套指代符号，大多只在术数学预测中应用。但广义的"象数"，即对不同"象"之间的相互关系及相互影响的认识与运用，则是极为普遍的，在绝大多数运用象思维解决实际问题的过程中都会用到。

在中医学中，象数合参的事例比比皆是，如"重阴必阳，重阳必阴"（《素问·阴阳应象大论》），其中"阴"与"阳"是象，而"重"即为数，这是典型的阴、阳由量的积累而发生相互转化的例子。又如《金匮要略·脏腑经络先后病脉证》曰："见肝之病，知肝传脾，当先实脾，四季脾王不受邪。"这其中"肝属木""脾属土"是取象比类的结果，而"木克土"是木与土两者之间的关系，即为"数"，这一理论也是典型的通过象数合参而得出的结论。

综上所述，"象数合参"实际上是象思维方法中最为高级的层次，所有由象思维所构建的理论，只有运用到象数合参的层次，才能将一个个孤立的知识片段串连起来，形成一个完整的理论体系。但需要注意的是，"象数合参"只是古人探索世界真相的一种方式，其摸索出的一些结论并不一定真的符合客观世界的运行规律，且里面还掺杂了很多如术数学等不属于医学的知识，在实际运用中应仔细辨别，谨慎使用。

三、司外揣内

司外揣内，又称"以表知里"，是通过观察事物外在的表象，揣测分析其内在变化的一种思维方法。"外"是人体外在的功能表象，"内"则是人体内部的生理功能与病理变化，"司外"的目的在于"揣内"，古人正是通过这些表象，从而认识人体与疾病的。司外揣内在其本质上，是取象比类方法在中医学诊断疾病中的运用。

"有诸内必形诸外"（《孟子·告子下》）是古人普遍认同的观念，任何显露于外的表象，都有其背后隐藏的本质原因，司外揣内正是通过表象的变化寻找其背后的原因。司外揣内是中国古代学者常用的认知方法，如《管子·地数》曰："上有丹砂者，下有黄金；上有慈石者，下有铜金；上有陵石者，下有铅锡赤铜；上有赭者，下有铁。"指明了地表现象和地下情况之间的内在联系。《灵枢·刺节真邪篇》也说："下有渐洳（jiān rù），上生苇蒲，此所以知形气之多少也。"通过观察苇蒲的茂盛程度，可以推断其下湿地之大小与肥瘠。

在《灵枢·外揣》中专门论述了这一思维方法的道理。其曰："日与月焉，水与镜焉，鼓与响焉。夫日月之明，不失其影；水镜之察，不失其形；鼓响之应，不后其声，动摇则应和，尽得其情。"又曰："合而察之，切而验之，见而得之，若清水明镜之不失其形也。五音不彰，五色不明，五脏波荡，若是则内外相袭，若鼓之应桴，响之应声，影之似形。故远者，司外揣内；近者，司内揣外。"这里以形影、响声等为例，说明事物的现象和本质之间存在着因果联系，可以从结果来寻找原因，也可以从原因来推求结果，这如同以影知形，以响知声那样准确。同样，人是内外统一的整体，如"五音不彰，五色不明"等外在的症状表现，与"五脏波荡"内在的脏腑病变，也有着必然的联系。故如果人的声音、气色出现了异常，就说明脏腑有了病变，即司外揣内；相反的，如果了解了脏腑病变，也可推知机体外部的症候体征，即司内揣外。

中国古代医者认为，考察人体生理活动的外部征象，即可推知其内部脏腑状况，而不必破胸剖腹去直接观察。中医学对于人的生理、病理的许多认知都源于司外揣内的方法。尤其是中医学藏象理论的主要观点大都是这样形成的，对此我们通常又称之为"以象测藏"。"藏象"的概念出自《素问·六节藏象论篇》："帝曰：藏象何如？岐伯曰：心者，生之本，神之变也，其华在面，其充在血脉。""藏"（古代写作藏或臟）指藏于体内的内脏，包括"五脏""六腑"以及其他脏器；"象"，则是表现于外的生理与病理现象，王冰注云："象，谓所见于外，可阅者也"。张景岳释之曰："象，形象也，藏居于内，形见于外，故曰藏象。"古人认为，内在脏腑的生理活动与病理变化一定会在人体外部有所反映，而此二者实为一体之两面，紧密联系不可分割，即为藏象。因此，人体外部表象的变化也一定可以客观地反映体内脏腑的功能变化，从而可以作为推断脏腑病变的依据。如《灵枢·本脏》曰："视其外应，以知其内脏，则知其所病矣。"临床上，通过望、闻、问、切四诊收集症状和体征属于"司外"过程，对四诊资料进行辨识，以探求病因病机，确立证候，就是"揣内"过程。如根据心开窍于舌，可以通过舌尖疼，舌尖溃疡，推断心火上炎；根据肝开窍于目，可以通过眼睛红肿，推断体内肝火旺；临床上出现两目干涩，指甲淡白、粗糙，甚则反甲，依据"肝藏血，开窍于目，其华在爪"理论，可以知道是肝血不足的表现。

　　"司外揣内"的方法，与现代控制论的"黑箱理论"非常类似。"黑箱理论"认为对于内部有着复杂联系而又不便于打开逐项分析，或打开后有可能干扰破坏原有状态的研究对象，可以通过观察输入和输出的信息变化，来间接推测"黑箱"内在变化规律。这一方法与"司外揣内"的思维方法不谋而合，对于许多复杂对象，特别是对于人体与生命过程之研究，有着不可替代的优势。

　　但应该承认，无论是"司外揣内"还是"黑箱"方法，都有其局限性，虽然总体上能够准确地把握研究对象的内在联系与变化规律，但并不是真正了解其内部具体发生的细微变化，这在很大程度上限制了对总体的深入认识。这是在学习与运用中医学理论时，需要特别注意的。

四、取象比类与逻辑思维、类比思维

　　"取象比类"与西方逻辑分析方法在效用上差别很大。逻辑分析最早出自于亚里士多德的"三段论"，是靠严密的逻辑分析来保证知识的确定性。但在保证了知识确定性的同时，更多可能有用的经验被漏掉。这就像在沙滩上捡拾贝壳，能够拿到手中的只不过是摆在表面上触手可及的那几个而已，大量埋藏在沙子下面的贝壳都被漏过了。"取象比类"的方法则不同。"取象比类"的方法是从每一个个别事物中寻找出"象"，而后归类，以类比的方法来推测事物可能具有的属性。这与逻辑分析相比较，虽然可能会牺牲知识的确定性，但获得了更大的开放性来保留更多的实践经验。这就如同使用筛沙子的方法来获取贝壳，肯定会比单纯用手捡拾获得的贝壳更多，但也可能保留下很多石头。对这一问题，中医学是通过实践检验来达到去伪存真的目的。在中医学发展的过程中，每当有医者提出新的理论，一定会有大量的医者在临床实践中实际运用，或成功或不成功，成功的经验被保留下来越传越广，不成功的则会被束之高阁乃至被历史遗忘。这一过程就如大浪淘沙，几千年下来逐步积累，才形成博大精深的中医学理论体系。

取象比类的方法与类比思维有一定的相似性，但也有所区别。类比思维是通过将一个概念或事物与另一个相似的概念或事物进行比较来解决问题或理解复杂概念的思维方式，是涉及识别两个不同事物之间的相似性，并利用这种相似性从某一事物的某些已知特征去推测另一事物可能的相应特征的思维活动。这种思维方式主要是在两个特殊事物之间进行分析比较，不需要对大量特殊事物进行分析研究和归纳总结，因此可以在不适合归纳与演绎分析的一些领域中发挥独特的作用。然而，也正因为如此，类比思维通常只是在两个个别事物之间进行对比，并不能将之上升为普遍的一般规律，故只能作为逻辑分析方法的补充，帮助我们以更有创造性的方式解决问题。取象比类方法则不然，其并不是单纯对两个个别事物进行对比，而是在大量不同事物间提取出共同的"象"，通过意象思维的"比类"方法，在二者间建立联系，这就使得取象比类方法能够用于分析普遍的一般性规律，从而成为具有普适性的思维方法。

象思维的方法与西方逻辑分析的方法是有着本质差别的。逻辑学最早出自于亚里士多德的"三段论"，是靠严密的逻辑推理来保证其正确性。然而，基于三段论的演绎方法本身是不产生新知识的，新知识必须通过归纳法从众多繁杂的经验中总结得出，故如何从经验中归纳出不证自明的公理，自古至今在西方哲学中始终存在着的巨大争议，因而归纳法与演绎法之间实际上是存在着巨大的裂缝的。比如作为运用逻辑学最典型的学科——几何学，就由于"第五公设"的不确定性而分别发展出三种完全不同的几何学，遑论其他学科。因此，在逻辑学保证了知识确定性的同时，有更多的有用或无用的经验都被漏过。在科学高度发展的今天，逻辑学方法的局限性日益凸显，因而才有了系统论、控制论、信息论等新方法的诞生。但这些新方法本身也存在着这样或那样的问题，对于复杂性问题，西方哲学和科学界至今也没能找到成熟可靠的方法。

其实，西方科学也有所谓"唯象理论"的方法，即物理学解释物理现象时，不用究其内在原因，而是用概括实验事实得到的物理规律进行解释。唯象理论是以"唯象方法"构建的理论，描述了对自然现象的观察和实验结果，没有涉及其潜在的基础机制或根本原因。它是一种基于数据和经验的理论，旨在解释特定现象的特征和行为，但不一定提供其底层物理或自然规律的完整解释。因此，唯象理论可以说是"知其然不知其所以然"的理论，最典型的例子如开普勒三定律，就是对天文观测到的行星运动现象的总结。另一个例子是开尔文勋爵的热力学理论，它描述了热能和功之间的关系，也只是对宏观现象的总结，而不涉及分子水平上的机制。唯象理论与唯象方法实际上仍然是对归纳法的一种高级运用，看似为自然科学的发展奠定了基础，但对于跨越归纳与演绎之间的鸿沟并没有多少帮助。

象思维的方法则不同，它是从每一个个别事物中寻找出"象"，而后归类，以类比的方法来推测事物可能具有的属性，运用系统思维的方法，对复杂的事物整体做简化处理，从而建立起对复杂整体的认知模型。与逻辑学方法相比较，象思维方法绕过了归纳与演绎之间的裂痕，天然可以用于解决各种复杂性问题。由于人体具有高度的复杂性，因而医学研究的难度远远超过了其他学科，这也正是时至今日，中医学仍在众多的领域与西医学比较具有优势的根本原因。

然而，象思维方法导致知识确定性的丧失仍然是一个非常严重的问题，这使得在象思维方法内部判断知识的真伪，在理论上成为不可能完成的任务，有可能导致整个知识大厦根基动摇。因此，在象思维思想方法指导下的中医学理论，从来不把逻辑推导的准确性作为理论真伪的评判标准，而是通过对个体经验的继承与临床实践的检验来达到去伪存真的目的。因而，与西医学基于解剖学与生物学的实验科学不同，中医学实际上属于以实践为旨归的经验科学。

五、象思维方法在构建中医学理论体系中的运用

象思维是中国传统思维方式的基础与核心，中医学理论体系同样也是依据取象比类的方法建立起来的。那么，象思维在中医学理论体系构建过程中究竟是如何起作用的呢？

象思维的方法在中医学中有着非常广泛的应用。如《灵枢·经水》曰："经脉十二者，外合于十二经水……夫十二经水者，其有大小、深浅、广狭、远近各不同。"这是以河流属性来类比人体之经脉，是非常典型的取象比类方

法在认识人体上的应用。又如在认识病因方面，自然界的风，时发时止，行踪不定，并能动摇树木；当人体感受外邪，出现头痛、恶风、汗出、游走性瘙痒或关节疼痛等具有轻扬开泄、善行数变的症状时，其表现有与自然界的风相类似的特征，就是感受了风邪。对于中药功效的认识，根据药物的形态与人体结构特征相类推，中药特定的部位能治疗相应的人体之疾，即以皮治皮，如五加皮、桑白皮等药能治浮肿；以节治节，如松节、杉木等治关节痛；核桃仁酷似人脑沟回，故用其补脑；沙苑子形似人体的肾，故取之补肾。对于中药升降浮沉功能的认识，花叶及质轻的药物大都升浮，如辛夷、荷叶、升麻等；植物的种子、果实及质重的药物大都沉降，如苏子、枳实、熟地黄、磁石之类。在疾病的治疗方面，典型的例子如提壶揭盖法，是以生活中提起壶盖使壶中茶水得以畅流这一常见现象，来形象地比喻运用宣肺利尿法来治疗肺气闭阻小便不通；又如增水行舟法，是以增加河道水量推动行船，来比喻运用生津润肠法治疗温病热结津枯便秘。

以上这些常见例子其实都属于具象思维的应用，即从日常生产生活中常见的场景与现象出发，以类比或类推的方法获得解决医学问题的灵感。然而，这些只是运用取象比类方法的初级形式，虽然也可体现中国传统思维的智慧，但更多的只是如零金碎玉一般孤立、单一的存在，不成系统。

在此需要说明的是，中医学通过取象比类的所提取的"象"虽然主要是以某一具体的事物命名，但其更多的是代表了一系列相关事物中共同特性的象征，是对人体自身生命现象的一种系统性总结。因此，当《内经》中提到"风生木，木生酸，酸生肝"及"诸风掉眩，皆属于肝"时，此处所指的"风"并非仅指自然界的大气流动，而是指动摇、眩晕、抽搐等与"风"具有共同特性的症状或疾病。故所谓取象比类的"象"，必须要经过医学重新定义，使之与医学经验相匹配，才能成为中医学理论的一部分，这其中包含着大量医学经验的积累。

更为高级的则是对意象思维方法的运用。意象思维是指用某种具体形象的事物来说明某种抽象的观念或原则，从而使抽象观念更加易于把握与运用的一类思维活动。中医学运用意象思维从众多单独的、个别的事物中抽提出能够代表各自本质属性的象，进行相互比较而归类，从而将各自不同的事物联系在一起，并可以通过对已知"象"的认识推测可被纳入系统之中的陌生事物可能具有的共同属性。由此，中医学通过取象比类的方法针对人体生命活动与生命现象建立了一整套具有普遍联系的认知体系，并将其用于指导实践。如肝属木，即是以植物生长来象征肝具有主生发、主疏泄、喜条达等功能与特性，并进一步通过五行理论将五脏的肝、六淫的风、五味的酸、五色的青、四季的春等联系在一起。

综上所述，仅依据具象思维，得到的中医学理论，将是一个庞大而繁杂的经验堆，是无法构建体系的。意象思维则带有一定的普适性，是对具象思维的提炼与升华，但仍然不足以解释所有医学现象。因此，中医学理论体系的构建，必须借助于对象思维方法更加系统性的应用。

由此，当我们再系统分析中医学理论体系时，首先发现中医学的理论正是由各种各样大大小小的象符号系统所构成。与西医学由各个单一事物命名概念、组成整体不同，中医学的理论更多的是依据整体而划分的。如脏腑理论，即是首先根据阴阳学说将人体的内脏系统划分为脏和腑两大类，而后又根据五行学说将之进一步划分为五脏与六腑，最后则根据阴阳与五行所对应的属性，将各种生理功能分门别类纳入到相应的脏腑当中。又如中药的性味理论，也同样是首先将药性依据阴阳理论划分为寒、热、温、凉四性，而后又依照五行理论将药味分为酸、苦、甘、辛、咸五味，再进一步则根据药物的实际功用逐一分辨其具体的性味属性。这也是系统象思维的一个典型例证。

中医学理论所涉及的象虽然众多，但究其根本，可归纳出三大象符号系统为构建中医学理论体系之根本，即阴阳、五行与气（精气神）。此三者，恰好构成了一个三维理论框架，古人正是依据这一理论框架，将临床实践中总结出的医学知识，通过系统象思维的方法，提炼并改造为适合理论形式，然后按照理论的来源、特征与形式的不同，分门别类依次填充到这一理论框架当中。而意象思维，则作为着眼于微观具象思维与着眼于宏观的系统象思维之间的中介，将两者相互联系起来，组成一个完整的中医学理论体系。

第九章　中医阴阳学说探析

阴阳学说，对于中医学而言，是有着极为特殊的意义与地位的。其贯穿于中医学理论体系的各个层面，既是中医学构建理论体系所必需的核心观念与基本指导思想，又是中医学进行医疗实践和理论研究的重要理论工具，同时也参与了藏象、经络、病机、治疗、方药、针灸、养生等中医学理论的主要内容组成，此外，还是中医学与中国传统文化相互联系的具体体现。然而，个人对于中医阴阳学说的概念却有众多的分歧，对阴阳学说的进一步深入研究与澄清，是中医学当前亟待解决的问题之一。

一、阴阳概念的探讨

不同版本教科书对阴阳基本概念的表述大同小异。《中医基础理论》（五版）指出："阴阳，是对自然界相互关联的某些事物和现象对立双方的概括[①]。"规划教材《中医基础理论》则认为："阴阳是宇宙中相互关联的事物或现象对立双方属性的概括[②]。"前者未提"属性"但强调"某些"，后者强调"属性"但删掉了"某些"，而"对立"则是二者所共同强调的[③]。

诚然，以此模板来解释"阴阳"的概念并没有什么错误，但此说实则更接近于唯物辩证法中对于"矛盾"的论述[④]，这是受到历史时代背景影响的结果，并不是在中医学的理论构建与历史发展中所体现的"阴阳"的真实涵义。在传统文化与中医学理论中，古代先贤们所真正重视的，其实是阴阳属性，而非其相互关系。矛盾是相对性的，而阴阳则是有其绝对性的一面，二者有很大差别，不可混淆。由此，笔者认为，阴阳的概念应该表述为：是对自然界相互关联的事物或现象中某些相对属性的概括。首先，我们应当明确"阴阳"二者不是"矛盾"，用"对立"形容明显并不恰当，改为"相对"更合适；其次，必须强调阴阳指的是事物的属性，并非实体，也绝非关系；此外，还应明确阴阳所指的所有属性，不是随意属性，而只是对某些具体特定属性的概括。

---

① 印会河. 中医基础理论/统编五版教材［M］. 上海：上海科技出版社，1984.

② 吴敦序. 中医基础理论/普通高等教育中医药类规划教材［M］. 上海：上海科技出版社，1995.

③ 孙广仁. 关于阴阳概念中的几个问题［J］. 辽宁中医杂志，2000，27（12）：536-538.

④ 邢玉瑞. 阴阳等于唯物辩证法之矛盾吗［J］. 陕西中医药大学学报，2016，39（3）：5-9.

对于中医学理论研究而言，单纯区分"阴阳"与"矛盾"显然是远远不够的，因为中医学中的阴阳学说虽然来源于中国传统哲学，但又是与中医学的理论与实践紧密结合、相互影响的产物，与通常哲学意义上的阴阳概念还是有着深刻差别的。哲学上的阴阳学说，是以阴阳的相对属性，及对立制约、互根互用、消长转化的规律，来认识与解释天地万物自然现象，探求自然规律的宇宙观与方法论，是中国古代传统哲学的基本纲领。

中医学中的阴阳学说则有所不同，其为中国古代哲学阴阳说与中医学理论相结合的产物，是以阴阳理论来解释人体生命与健康现象，指导诊察疾病、辨识证候，探求养生防治规律的方法论。相较哲学之阴阳，中医之阴阳少了很多哲学思辨的意味，更加强调一些与医学相关的特定内容，其对于中医学理论体系而言不仅仅是方法论指导的作用，更是直接参与到理论构建与临床实践中。比如，在传统哲学中，阴阳的相互转化作为重要的规律，广泛适用于对各种自然现象的解释，在医学实践中，几乎可以完全落实为"寒极生热，热极生寒"等一系列具体的病理变化，专门用于解释寒热证候的真假问题。又如，脏腑之阴阳，无论是五脏还是六腑之阴阳，均是与其具体生理功能紧密相连的。如心阳即为心之阳气，具有温养心脏，激发、振奋和推动血液运行的生理功能；胃阴则为胃的阴液，对胃具有滋润、濡养作用，是维持纳食、化谷生理功能及正常通降的物质基础。心阳、胃阴均有其特定的医学内容，可直接用于具体指导临床实践。

二、中医阴阳学说的内涵

中医学中阴阳的概念颇为复杂，在不同的地方有着不同的涵义与用法。如就人体来说：背为阳，腹为阴；表为阳，里为阴；六腑为阳，五脏为阴；气为阳，血为阴。就病证来说：则有热为阳，寒为阴；实为阳，虚为阴。病机上则有"重阳必阴""重阴必阳"。健康时曰"阴平阳秘，精气乃至"，死亡则是"阴阳离决，精气乃绝"等等。总之"阴阳者，天地之道也，万物之纲纪，变化之父母，生杀之本始，神明之府也"，是天地万物之至理。

阴阳之说不仅范围广，在临床实践中还能落实到具体之处，归纳起来主要有以下几个方面的内容：其一，阴阳是无形之气与有形之质的抽象表述，如气与血、卫与营、脏与腑、清与浊、阳气与阴精等；其二，阴阳代表了事物不同的特性，包括寒热、水火、虚实、上下等；其三，阴阳是对形神关系的代称，如"阴平阳秘，精神乃治，阴阳离决，精气乃绝"；其四，阴阳是通过"四时"的概念与五行联系在一起，如"春夏养阳，秋冬养阴"等。在临床实践中四种用法交错使用，其中第一种最为重要，后世无数重要的思想都是以此为基础发展起来的。

1. 人体阴阳　　在中医学理论中，阴阳学说对人体的部位、脏腑、经络、形气等的阴阳属性，都作了具体划分。如人体的上半身为阳，下半身属阴；体表属阳，体内属阴；体表的背部属阳，腹部属阴；四肢外侧为阳，内侧为阴等。中医学对人体阴阳的认识，最为重要的是以下三个层次的内容：

人体"阴阳"的第一个层次是人体全身之阴阳，包括多方面内容，如形与神，阴精与阳气等，其中以"气血"最具临床价值，理论也最为完善。气与血是人体内的两大类基本物质，在人体生命活动中占有重要地位，是人体阴阳之基础。气与血都是人身精气所化，相对而言，气属阳，血属阴，具有互根互用的关系。气与血的虚实盛衰是关系到人体健康的根本。气血作为人体阴阳之基础，重要性固然不言而喻，且相互之间也是相辅相成、紧密联系的。气有推动、激发、固摄等作用，是血液生成和运行的动力；血有营养、滋润等作用，是气的化生基础和载体，因而有"气为血之帅，血为气之母"之说。由于脾为气血生化之源，因此，若气血为病，则当以治脾为要。

人体"阴阳"的第二个层次是脏腑与经络之阴阳。其中经络之阴阳属性较为简单，是依据脏腑阴阳属性而划分的，脏腑之阴阳则相对较复杂。在中医学中人体脏腑之阴阳大致有三种划分方法：在脏腑之间以脏为阴、腑为阳；在五脏之中有"一水二火"（肝、心为阳，肾为阴）、"二阳三阴"（肺、心为阳，肝、脾、肾为阴）等；在各脏腑内部也可划分阴阳属性。经络之阴阳主要指手足三阴三阳经构成的十二正经，以及对奇经八脉的阴阳划分。

在金元之前的藏象学理论体系内，论及五脏阴阳属性时，主要是在五脏之间分阴阳。在金元之后至明清时期，中医学逐渐发展出一脏之内再区分阳气与阴血的方法（如心阴、心阳，肾阴、肾阳之类），并将之与盛衰虚实结合起来运用到临床中。同一脏腑之内阴阳划分的方法，实质上就是对各脏腑具有的生理功能进行划分。一般"阴"指的是脏腑有形的物质基础，具有消极的、静态的生理功能，"阳"则是无形的脏腑之气，表现出各种积极的、动态的生理功能，两者互根互用，可相互转化，共同维持着正常脏腑生理功能。此外，关于脏腑阴阳，还有两个问题比较特殊。首先是肾脏，肾阴、肾阳虽也保持均衡，但同时却又具有全身阴阳之根本的性质，是超越其余四脏的更高层次的存在。另一个问题是关于胃，六腑之中只有胃腑被划分为胃阴与胃阳，其余诸腑均被含糊带过。

与脏腑阴阳属性有关的一个重要理论是脏腑阴阳升降学说，这是五脏之间存在的一种非常重要的关系，主要包括三个相互关联的部分，即脾升胃降、肝升肺降与肾升心降（即"心肾相交"）。脾升胃降是指脾主升清与胃主降浊的功能，"脾以升为用，胃以降为和"，这是对脾胃生理特性的一种高度概括。升清与降浊共同维持着脾胃正常的运化功能，令气血生化得以保障。肝升肺降的理论则源于《内经》"肝生于左，肺藏于右"之说，继而发展为"肝升肺降"的理论。肝升肺降，相反相成，维持人体气机的调畅。"心肾相交"即肾升心降的理论，是效法易学理论创立的。在人体生理上，位于上的心火，下降于肾，以助肾阳，使肾水不寒；而居于下之肾水，则上济于心，以滋心阴，使心火不亢。如此，使心肾协调，故称之为"心肾相交"，或水火既济。其中之"心阴"与"肾阳"又作为"阳中之阴"与"阴中之阳"成为心肾升降的动力，在心肾相交中起了重要作用。自清代以后，脾升胃降、肝升肺降与心肾相交三个理论间联系紧密，相互连通，三者结合起来构成了一个完整的脏腑升降模型。其中心火肾水分居上下，心火下降，肾水上济，肝肺左升右降，中间以脾升胃降的小循环为枢纽。脾之所以升，肝辅之也；肺气降，胃气亦随之降也。三者间既相互独立又紧密联系，共同维持人体的各种正常的生理活动。

人体"阴阳"的第三个层次，也是最为根本的，是人体的真阴、真阳。其在某种程度上又与肾阴与肾阳的概念重合，与元气、命门等其他理论也高度相关。真阴、真阳又称元阴、元阳，为先天元气所化之人体阴阳的根本。关于真阴、真阳所处的部位有三种理论。第一种理论以心阴与肾阳为真阴、真阳，这一理论主要由心肾相交的理论发展而来；第二种理论认为真阴、真阳乃命门之先天元气所化，先于五脏而生，是超越五脏阴阳之上更为根本的存在；第三种理论，即以肾阴、肾阳来代替先天之真阴、真阳。后两种理论从本质上讲其实并没有太大的区别，因为肾脏与命门关系密切，难以截然分开，临床上往往都是通过治疗肾脏来解决命门的问题。医者调理真阴、真阳时，莫不以补肾为宗，以肾阴、肾阳来代替先天之真阴、真阳也就成了约定俗成的医家共识。在中医学中，真阴、真阳有多个不同的名称。由于受易学思想的影响，明代医家往往喜欢以水火代称阴阳，故称"先天水火"，此处之"水火"与五行并无关系，指的正是藏于命门当中，由先天元气所化之真阴、真阳。这种先天阴阳的思想与元气理论相结合就成为"元（真）阴"与"元（真）阳"的概念，由于"阴精"与"阳气"相对，故又称"元（真）精"与"元（真）气"。

2. 证候阴阳　在疾病与辨证范畴内，阴阳理论同样指导着对疾病阴阳属性的辨别，即阴阳辨证。《素问·阴阳应象大论篇》："善诊者，察色按脉，先别阴阳。"在中医学中，对于疾病阴阳属性的划分通常具有两种不同的涵义：一方面，中医学多以阴阳辨证统摄其他如表里、寒热、虚实等辨证方法，即表为阳、里为阴，热为阳、寒为阴，实为阳、虚为阴等，故将里证、寒证、虚证统称为阴证，将表证、热证、实证统称为阳证，从而使阴阳辨证成为中医辨证论治的总纲领；另一方面，中医学有通常将具有正气虚弱或阴寒内盛等特征的病证称为阴证；将具有功能亢进或实热内盛等特征的病证称为阳证，从而又使阴阳辨证成为可直接用于临床的一种辨证方法。《医学心悟·寒热虚实表里阴阳辨》曰："病有总要，寒、热、虚、实、表、里、阴、阳，八字而已。……至于病之阴阳，统上八字而言，所包者广。热者为阳，实者为阳，在表者为阳；寒者为阴，虚者为阴，在里者为阴。寒邪客表，阳中之阴；热邪入里，阴中之阳。寒邪入里，阴中之阴；热邪达表，阳中之阳。而真阴、真阳之别，则又不同。假如脉数无力，虚火时炎，口燥唇焦，内热便结，气逆上冲，此真阴不足也；假如脉大无力，四肢倦怠，唇淡口和，肌冷便溏，饮食不化，此真阳不足也。"

3. 气味阴阳 气味是传统中药药性理论的重要内容之一，包括四气与五味。气味阴阳是以阴阳的象思维模式认识药物功效、划分药物气味的阴阳属性。气指寒、热、温、凉四气，其中寒、凉属阴，热、温属阳；味指酸、苦、甘、辛、咸五味，辛、甘为阳，酸、苦、咸为阴。就气与味而言，气为阳、味为阴。寒热温凉四气，乃天之阴阳，由天生，故随四季而变化；辛甘苦酸咸五味，乃地之阴阳，由地出，故随五行所属而有别。四气五味是在象思维模式下对中药性能的认识。任何疾病的发生都是致病邪气作用于人体引起机体正邪交争，导致阴阳气血偏盛偏衰的结果。中药的治病原理即是借草木金石阴阳之偏性来纠正人体阴阳之偏性，使偏盛或偏衰的阴阳气血重新恢复相对平衡。

第十章　中医五行学说探析

阴阳与五行学说是中国传统哲学的重要组成部分，是古人用以认识与解释世界的世界观与方法论。战国至秦汉时期，是中医学发展的奠基期，在先秦时期阴阳、五行是基于中国传统的象思维方式而产生的哲学概念，被中医学主动吸纳。由于中医学是面向临床实践的古代医学科学体系，其所吸纳的气、阴阳、五行中包含了大量有关人体与医学的知识，经过数千年临床实践的检验确保其科学有效，并结合中国传统思维方式与核心观念，共同构成了中医学理论的基础框架。故中医学理论中的气、阴阳和五行，并不同于哲学概念。笔者此前曾深入讨论了中医阴阳学说的问题，而五行学说的问题要更复杂一些。

一、五行的概念

相对于阴阳学说，五行学说的概念要更为复杂，众说纷纭，甚至有些书中会回避对概念的探讨，直接讨论五行的内容。如在印会河主编的五版教材《中医基础理论》中，对于五行的定义写作"五行，即是木、火、土、金、水五种物质的运动①"，这样的定义显然过于简单而粗糙了，无论如何也不应该把五行定义在"物质"范畴。在郑洪新主编的"十三五"规划教材《中医基础理论》中对五行的定义是："五行学说，属于中国古代哲学理论范畴。木、火、土、金、水的生克制化是宇宙间各种事物普遍联系、协调平衡的基本规律。中医学用以说明人体自身及其与外界环境的统一性，以系统的观点阐明生命、健康与疾病②。"这个定义显然相比于五版教材有了较大进步，不再纠结于五行是否属于物质，但其更加强调五形的"生克制化"，这显然也是有待商榷的，因为无论是对于传统哲学还是中医学而言，五行属性的万物归类才是五行学说的根基，而这一点显然在定义中并没有体现。

由此，笔者认为五行的概念应该表述为：五行学说，是古人以木、火、

---

① 印会河. 中医基础理论/统编五版教材［M］. 上海：上海科学技术出版社，1984.

② 郑洪新. 中医基础理论/全国中医药行业高等教育"十三五"规划教材［M］. 北京：中国中医药出版社，2016.

土、金、水五类事物的属性归类及其运动变化规律来认识世界、解释世界和探求宇宙变化规律的世界观和方法论。五行学说认为，木、火、土、金、水之间的生克制化是宇宙间各种事物普遍联系、协调平衡的基本规律。中医学用以说明人体自身及其与外界环境的统一性，以系统的观点阐明生命、健康和疾病之间的关系。

五行是中国古代先贤借用木、火、土、金、水五类事物的特性，来分类概括事物并说明事物之间的相互关系。从古代哲学概念出发，五行已超越木、火、土、金、水的具体物质，演变为概括宇宙万物并阐释其相互关系的五类事物属性。一切事物和现象都可以按照其性质和特点归纳为以五行为代表的五个系统，五个系统乃至每个系统之中的事物和现象都按照五行生克制化关系发展变化。

古人对数字"五"的崇信由来已久，早在殷商时代就已有把各种纷纭现象归于五类的习惯，"尽管'五行'的概念和内容定型化是比较晚的事情，但'五行'思想却一直弥漫在春秋战国时代，随着人们对一些特定数字的信仰而成为人们的普遍观念①。"这一思想最初来源于东亚地区四季分明的季风气候，对于春、夏、秋、冬四季的准确测定对于指导农业生产有着极为重要的意义，在古代中国很早就发展成熟了，而后又与代表自身农业生产的中央构成了"五方"的空间观念，这是五行学说最初的雏形。

"五行"之说最早见于《尚书·洪范》："五行：一曰水，二曰火，三曰木，四曰金，五曰土。水曰润下，火曰炎上，木曰曲直，金曰从革，土爰稼穑。润下作咸，炎上作苦，曲直作酸，从革作辛，稼穑作甘。"虽然在《尚书》中的"五行"只是单纯地提出了以水为首的五行排列次序，以及五行的性质和作用，没有触及五行之间的内在联系。且在书中"五行"只是《洪范》"九畴"（治理国家必须遵循的9条大法）之一，与"敬用五事""农用八政"等相并列，与后世我们熟悉的五行学说并不是一回事。但到了战国时期，以四时与五方的观念为核心，逐渐发展成为一个通用于相当多领域的类名，如五行、五方、五神、五味、五声等，这些概念已经相当紧密地联系在一起了。至战国晚期，阴阳家邹衍创立"五德终始说"，以木、火、土、金、水"五行"作为所有关于"五"的事物归类的总代表，汉代之后以董仲舒为代表的经学思想家们又进一步完善丰富了五行的理论，至此则五行学说才最终得以成型。

---

① 葛兆光.中国思想史·第一卷［M］.上海：复旦大学出版社，2005.

五行理论主要包含两个方面的内容：对"五行归类"的归纳总结与对五行之间生克制化规律的运用。

五行归类，是根据象思维的原则，运用取象比类的方法，把自然界与人体一切可分为五类的事物均纳入到"五行"体系当中，这一体系包罗万象，从自然界的五方、五季、五星，到与人类生产生活相关的五谷、五果、五畜，到与人之感觉相关的五色、五音、五味，再到人体结构的五脏、五体、五官等无所不包，表现出极为广泛的普适性。在"五行归类"当中，每一"行"中都有着鲜明的可与其他"行"相区别的独特属性，五行归类本身，实际上就是对此五种属性的提炼与彰显。如木类事物具有生长、升发、舒达等属性；火类事物具有温热、升腾、振奋等属性；土类事物具有承载、受纳、生化等属性；金类事物具有清肃、沉降、收敛等属性；水类事物具有寒凉、滋润、下行等属性。"五行归类"并非随意创造的，其属性归类的基础是古人对春夏秋冬四季的认识。中国位于东亚大陆的核心，其温带大陆性季风气候四季分明的特点非常有利于农业生产的规划，因此在中国古代通过观象授时确定历法是关系到农业生产的头等大事。通过长期的观察，古代先民逐渐将春夏秋冬四季与东南西北四方的天象物候联系起来，这就成了五行学说万物归类最早的雏形，而后又根据农耕生产的特点创造了中央与土行的概念。从"土爰稼穑"与"土主湿"可以明显感受到，此"土"并非是单纯"泥土"或"大地"的概念，而是指与农耕生产密切相关的那些属性。

五行之间的生克制化规律，实际上是"五行归类"建立关系过程的基础。"五行相生"，即木生火，火生土，土生金，金生水，水生木；"五行相克"，即木克土，土克水，水克火，火克金，金克木，概括为"五行制化"。古人认为"一行"内各事物"形气"相通（同），"五行"间各事物"生克"相关。每一行对于其他四行，均存在着生我、我生、克我、我克四种关系与之对应，五行相互间的促进（相生）与制约（相克）作用，可以使系统保持稳定。此外，五行生克还存在着异常状态，即"五行相乘""五行相侮"，针对此异常状态则可单独或联合采取增生、减生、增克、减克的措施使系统恢复正常。这其中五行相生相对好理解，实际上描述的是春夏秋冬四季更替，只是将"土"安排在"火"和"金"之间，令其主"长夏"。而五行相克的来源并不明确，只能确定其最早来源于邹衍的"五德终始说"。但五行相生与五行相克能够完美配合形成"比相生，间相克"的规律，在某种意义上与现代系统论有一些相通之处，使得五行的生克制化规律在古人看来具有了相当的神秘性，成为用来认识与解释事物的普适性工具。

二、五行学说在中医学中的应用

中医学的五行理论不同于哲学上的五行，其在理论形式上借鉴了中国传统哲学的思想，但其理论的内核则是长期医学临床实践成就的积累。对于中医学而言，五行理论主要用于脏腑、病因、药性与运气等方面，其核心内容是以五行学说为理论基础而构建的藏象学理论体系。主要包括以下几个方面的内容。

1. 脏腑五行　在中医学中，依据五行学说指导构建的藏象学说，是中医五行之象的核心内容。中医学认为，虽然五脏六腑都各自有其独特的生理功能，但在机体的生命活动中，脏、腑及各器官、组织、形体诸窍之间，是相互结合、相互协调的。藏象学以五脏为主体，依据五行理论，将六腑、五体、五官、九窍、四肢百骸等联系成有机的整体。五脏代表着人体的五个系统，人体的所有组织、器官都可以包括在这五个系统之中。《内经》将五行与五脏相匹配：以木配肝、火配心、土配脾、金配肺、水配肾，其他如六腑、五体、五窍、五华、五志、五声等人体组织器官与生理功能同样依次匹配。五行的相生相克关系也同样体现在人体功能活动上，五脏之间相互制约，若某一脏出现病变，五行中的一行太过或不及，则会使制约超过正常限度，导致其他脏腑的疾病，同样通过对其他脏腑的调整也可以起到对病变脏腑的调整治疗作用，这一思想在《内经》中则体现为"亢则害，承乃制"，及"虚者补其母，实则泻其子"等治疗原则。不仅如此，中医学还认为人与自然界保持着高度的统一性，藏象学又运用五行学说将自然界的方位、季节、气候等与人体脏腑功能系统密切联系，勾画了一个内外相应的整体脏腑模式。《内经》通过五行归类，运用五行学说来推求人体脏腑之间、脏腑与生命之间以及脏腑与体外自然界的五行相生和相克关系。中医学基于"天人相应"的观念，认为可以通过天地五行之气的盛衰变化来推知人体五脏之气的盛衰变化，从而对疾病的发生与变化趋势做出相应的判断。由此形成了相应的生理、病因、病机、诊断、治疗、养生等理论。

2. 病因五行　五行学说在病因方面的应用，主要表现在两个方面，其一是六淫学说论，即风、寒、暑、湿、燥、火六种外感病邪。六淫致病常有明显的季节性。如春季多风病，夏季多暑病，长夏多湿病，秋季多燥病，冬季多寒病等，而六淫病邪又由此与五行相关联。其二是五志七情学说，五志即以喜、怒、思、悲、恐为代表的五种情绪变化，加上忧和惊即为七情。情志与脏腑的功能活动有着密切的关系，通过五行理论与五脏相关联，情志过极则会致病。在此，我们发现无论是六淫病因还是情志病因，对于五行理论应用，本质上都是藏象学说的延伸。

3. 诊法五行 中医学在临床诊断疾病时，五行学说指导医生运用望、闻、问、切四诊法，联系五行归属分类及其生克乘侮的变化规律，综合分析患者的症状和体征，来辅助诊断，判断病情。如望色，面见青色多为肝病，面见赤色多为心病，面见黄色多为脾病等；又如五味，喜食酸味多肝病，自觉口苦多心病；在脉象，中医将脉象分为弦脉、洪脉、缓脉、浮脉和沉脉五种基本类型，分别与肝心脾肺肾五脏相对应。故五行学说在诊法上的应用，主要是为了确定五脏的病变部位，同样属于藏象学说的延伸。

4. 气味五行 即为药味理论，酸、苦、甘、辛、咸五味分属五行，由此则将其作用部位与五脏相联系，本质上仍属于藏象学说的延伸。

5. 运气五行 五运六气以"人与天地相参"整体观念为指导思想，以阴阳五行为理论框架，研究以六十年为一个甲子周期的天象、气候、物候、病候之间的关系及其规律，及其对生物包括人体的影响而形成的中医学基本理论，并从中寻求疾病的发病规律及防治方法。五运六气的推演方法是以干支纪年为基础的，以天干纪年，地支纪月，根据年末、月干支五行属性的不同，推导当年五运六气的盛衰，从而预测当年的气象、物候及发生趋势与特点等，并据此拟定相应的治疗原则。五运六气是中医学理论的重要组成部分，在很大程度上体现了中医"天人相应"的整体观念，其气机气化、亢害承制、标本中气、病因病机、治法治则、制方组药以及病机十九条等理论被广泛应用，影响中医学的发展。

三、五行学说与藏象学理论

诞生于秦汉时期的《黄帝内经》是中医学理论的奠基之作，标志着中医学理论体系的初步形成。《黄帝内经》的重要创新在于其通过将阴阳五行理论引入医学，为当时并存的多种不同的医学体系建立了一个共通的理论框架，从而建立了一个具有更强包容性与可塑性的理论体系。

在秦代之前，医学主要以实用的实践经验和技术形式传承，理论因不具有实用性而从未被医者所真正重视。然而，秦汉时期大一统帝国的出现催生了大一统的文化，国家的统一又促进了思想的融合，构建一个无所不包的普遍理论体系的观念逐渐成为学术发展的主流，在客观上也促进了医学思想的规范与统一。受到当时的文化背景与学术思潮的影响，中医学原本诞生于多元化的实践经验，也逐渐出现了系统化规范的趋势。在《黄帝内经》成书的两汉时期，以阴阳五行学说为理论基础的经学是当时的显学，渗透在当时学术界与社会生活的方方面面，中医学自然也不例外。《黄帝内经》将阴阳五行理论体系引入医学领域，成为中医分析人体生理功能、病理变化以及指导临床诊断和治疗的关键理论基础，为构建《内经》经络学、藏象学理论体系提供了框架。中医学利用阴阳五行学说构建了人体正常生理活动的理论模型，在此基础上，中医学以藏象学理论为基础，进一步规范了病因、病机、诊法、证候、治则、治法以及经络与本草等中医学各个范畴的理论，并以之指导临床实践。由此可知，阴阳五行学说之所以成为中医学最为重要的哲学基础，与藏象学理论在中医学理论体系中的核心地位是分不开的。

四、五行学说在中医学中的局限性

与阴阳学说不同，五行学说虽也代表了五种不同的属性，但其更重要的作用是为中医提供了一种普适性的分类方法：以五脏为中心，与五行相匹配，代表着人体的五个系统，人体的所有组织器官与生理功能都囊括在这五个系统之中，再通过五行学说将自然界的方位、季节、气候等与人体五脏功能系统密切联系，用以说明人与自然界的高度统一性。

相对而言，中国哲学与中医学对于阴阳属性的分类是带有一定的客观性的，而五行归类很多内容并没有特别过硬的道理，其更多地体现为对文化的影响。如前文所述，五行学说最初是由四时五方的概念逐渐演变而来的，这对于古代中原地区气候与物候特点的概括是有帮助的，但并不能像阴阳的相对属性一样可以涵盖天地万物。东南西北四方在一定程度上确实可以与春夏秋冬四季相关联，但其与木火金水四种象征物的联系就弱得多了。可以作为象征符号的事物是很多的，之所以用木火土金水来代表四时五方的观念，主要是受到《尚书·洪范》"五行"概念的启发，这是文化因素的影响。然而，当古人从象思维的理念出发，将很多与气候方位无关的内容以一些非常牵强的理由强行划分五行属性的时候，这样一个涵盖了天地万物的五行归类体系，在很大程度上只能体现出文化上的共识，而并非是对现实世界的真实反映。

这个问题在五行学说作为哲学理论时尚且无伤大雅，但当五行学说作为医学理论的一部分来指导临床实践时，这个问题就变得尖锐起来。如前文所述汉代出现的心属土与心属火两种脏腑配属五行方式的争论，从本质上讲就是源自哲学的文化影响与源自医学的客观实践的观念之争，也正是因为代表医学实践的心属火理论胜出，中医学才有了构建统一理论的可能。

自两汉之后，《内经》所开创的以五行学说为基础、以五脏中心论为核心的藏象学理论体系大行其道，占据了中医学的主流统治地位，此后的诸书均自觉或不自觉地将这一学说作为正统思想来规范自己的理论。由此"五脏六腑"理论即成为不言自明的真理，并作为一切医学实践中最根本的理论基础广泛用于指导临床，其余大量难以被纳入这一脏腑理论的医学经验大多被边缘化。理论的统一带来了医学的迅猛发展，但五行学说日益僵化教条的文化属性与临床现实之间的差异却越来越明显，五行学说本身对于中医学而言也直接从推动作用演变为阻碍。

例如，脏腑之间五行生克理论早在《内经》中就已出现，被用于解释疾病的发生与传变规律，为此后理论的发展提供了有益的启迪。然而，中医藏象学对于五脏功能与生理特性的归纳，在很大程度上是对众多的临床现象依据五行学说归纳的结果。并不能直接推导出五行生克理论对于所有的临床现象都有效。如临床上出现干咳、胸胁疼痛、心烦、口苦、目赤，甚或咯血等症状，通常解释为肝火过旺灼伤肺阴，即"木火刑金"，是五行乘侮中"木过强而侮金"的表现。若以此推论，则也应该出现"金过强而侮火"，即肺阴太盛而损伤心阳；或是"土过强而侮木"，即脾气太盛而伤肝等。这些推论在的临床实践中是并不存在的，对于五行相侮，我们所能举出的例子也只有一个"木火刑金"。

在隋·巢元方的《诸病源候论》中曾有过大量运用五脏生克规律的失常来解释疾病的尝试。如解释水肿："肾者主水，脾胃俱主土，土性克水……今胃虚不能传化水气，使水气渗溢经络，浸渍腑脏。脾得水湿之气，加之则病，脾病则不能制水，故水气独归于肾。"解释惊悸："脾，土也，肝，木也。木本克土，今脾热，为土气翻盛，逆往乘木，是木之虚，不能制土，故受脾之移热也。肝之神为魂，而藏血，虚热则魂神不定，故惊也。"这些解释从完善理论的角度而言是很漂亮的，但对于水肿与鼻衄，本就可以用脾主运化水饮与肝主藏血来解释，完全不需要再绕到土虚不能克水、木虚不能制土来解释，对于指导实践而言不仅毫无用处，反而会使理论复杂化而干扰临床。

我们发现经过近两千年的演变，中医学用五行学说来解释疾病病机理论，也只剩下水不涵木、木旺乘土、木火刑金等几种不多的证型；而临床治疗上也只有滋水涵木、益火补土、培土生金、金水相生、抑木扶土、培土制水、佐金平木、泻南补北等不多的几个经典治法。这些治法也都是专门针对某一特定疾病的特定证型。

因此，在中医学发展的历史过程中，五行学说对于早期中医学理论的统一起到了关键性的促进作用，而到了隋唐之后，则逐渐显现出与医学实践发展脱节的趋势，其原本蕴含的哲学意义在历史的发展过程中也被逐渐摒弃了。时至今日，五行学说对于中医学而言，早已转化为五脏功能的代称而为临床服务，不再具有原本的那种神秘性了。

第十一章　道之观念与中医学对生命的认识

　　道，是中国古代思想家为了探讨世界的本原、研究事物发展变化规律而提出的哲学范畴。中医学作为中国传统文化的优秀代表，对宇宙的根本看法，深受中国哲学的影响，"道"的观念也深入到其核心理念之中。中医学之道不仅成为了中国哲学的重要组成部分，而且集中体现了中医学独有的医学观与生命观。

一、中国传统文化中的"道"之观念

　　道，其本义指行走的道路。由于道路确定了行人前往目的地的方向与途径，故又被引申为规律、道理。又由于道字包含"首"形，在古代还有"开头""起始"的意思，老子及其以后的哲学家又赋予了"道"宇宙本原、万物之始的涵义。正是由于"道"具有复杂多样的涵义，作为古代哲学的基本概念，其涵义非常深邃广博，被众多的哲学家与思想家广泛引申运用，成为中国古代哲学中最为重要的概念。中医在构建理论体系时，广泛吸收包括道家在内的各家学说，引进"道"这一概念并广泛运用，并在此基础上有了进一步地发挥。

　　"道"，作为中国古代哲学的最高范畴，同时具有天地万物的本原与自然界和人类社会的根本规律两方面的涵义。古代先哲把"道"作为天地万物的本原，认为天地万物起源于混沌未分的"道"。因而天地万物受"道"所制约，必须按照"道"所规定的法则和方式运动变化，人类社会亦同样遵循着"道"所规定的运动变化规律，而"道"以本然的规律为规律、自身的法则为法则。

　　《老子·四十二章》曰："道生一，一生二，二生三，三生万物。"此所谓"道生万物"即指的是道是天地万物的本原。此所谓"一"即为气，"二"则指阴阳，"三"为阴阳交感，如此则天地万物产生。《老子·二十五章》曰："有物混成，先天地生。寂兮廖兮，独立而不改，周行而不殆，可以为天地母。吾不知其名，强字之曰道。"古代先哲通过直觉体悟，认为天地万物起源于混沌未分的"道"。道化生万物是一个从无到有、从潜在到显在的过程。"道"浑然天成、无形无名，是恒久不变的存在、周行不息的运动，天地亦由其化生。

如果说"道生万物"体现的是道作为天地万物本源的属性，"道法自然"就体现了道作为世界根本规律的属性。《老子·二十五章》："人法地，地法天，天法道，道法自然。"所谓"自然"，"自"指"自己"，"然"为状词：是什么的样子，"自然"即"是它自己的样子"。故人类社会与人体自身都要受到天地万物运动变化的影响，要符合由"道"所确立的运动变化规律与法则，而"道"是所有规律与法则的最终体现，以本然的规律为规律、自身的法则为法则。

在中国古代哲学中，"道"作为规律，主要体现在两个方面的内涵：其一，是指万物普遍联系相互依存。与西方哲学强调本体论不同，中国哲学特别强调关系的重要性，认为关系先于实体，实体由关系而出。如《老子·第二章》："有无相生，难易相成，长短相形，高下相倾，音声相和，前后相随。"一切事物都是在相互之间的关系中才得以存在。其二，作为规律的"道"，还体现在事物发展与变化过程具有规律性。古人认为天地万物是处于永恒的、不停顿的运动变化之中，其运动不是盲目无序的，而是始终处于周期性的运动变化规律之中，故《老子·十六章》："万物并作，吾以观复。""道"周而复始的运动特征，构成了中国传统文化中时空观的主体内容。

二、"道"之观念影响下的中医学生命观

"道"作为中国古代思想中最为重要的内容之一，是中国传统哲学的基础与核心，具有十分深刻的内涵。古人认为，天道通于人道，也通于医道，故有"医道相通""医者道之绪余"之说。在中国传统文化的影响下，中医学理论与以"道"之观念代表的中国古代哲学有着密切的渊源，这是中医学有别于其他医学的根本，也是中华医道的本质。《中庸》曰"道不远人"，中医学是研究人体生命的学问，以天人合一的观念为指导思想，运用阴阳五行理论，探究人体生命活动，解释生命现象，揭示生命规律，皆为"道"在医学之体现。

1. "道生万物"与生成论之生命观 所谓"生成"，本质上即是创造，为创生新事物。与西方古典哲学流行的构成论宇宙观不同，宇宙并不能简单地认为是由各种物质按照一定的结构所组成的，是基于其内在规律所演化创造出来的，这种"创造"不依赖于外因的影响，是由其内在动因所激发。

"天地之大德曰生"，正是自然界的不断生成、不断创造、不断变化，使生命生生不息。在"天人合一"观念指导下的中医学，对于"生"的观念尤为重视。故元·王好古《此事难知》曰："盖医之为道，所以续斯人之命，而

与天地生生之德不可一朝泯也。"明·张介宾《类经图翼·序》亦曰："夫生者，天地之大德也；医者，赞天地之生者也。"

就生命观而言，中医学主张"生成论"，西医学则是"构成论"。《素问·宝命全形论》曰："人生于地，悬命于天，天地合气，命之曰人。"中医学的生成论认为人体始于天地合气的元气，顺应生、长、壮、老、已的生命演进规律。这完全异于西医从细胞→组织→器官→系统的构成论思维方式。中、西医学都注重整体性的思想，然比较而言，西医构成论更关注以细胞为基础的解剖单位和空间结构的整体性。中医生成论则强调人体整体性，体现了天人合一的观念，即注重生命过程的规律性和人与自然的顺应性，关注人体在全生命周期中的时间结构整体性。

从生成论宇宙观的角度来看，宇宙的本质即为"道"不断创生万物的过程。这其中"生命"作为"道"和宇宙演化到一定阶段之具体而微的体现，其生存与繁衍代表了宇宙间旺盛的创造力。故《尚书·泰誓》曰："惟天地万物父母，惟人万物之灵。"人是世上一切物种中最有灵性的，也是最能体现"道"之本质者。

2. "道法自然"与天人合一之生命观　"道"作为中国传统哲学的核心理念，代表了中国古人对于万物起源与根本规律的理解。《素问·宝命全形论》曰："人以天地之气生，四时之法成。"人为万物之灵，与自然皆源于道，二者息息相通，共同遵循着同一变化规律，是天地之"道"运行到至高境界的最终体现。此即"天人合一"的观念。故"天人合一"是中国哲学史上一个重要命题，是道法自然观念的延续。作为植根于中国传统文化的中医学，也是其生成论生命观的主体思想。

天人合一的观念主要包含三个层次的内涵：①人与天地自然具有相同的结构。中医学认为人体结构与生命现象是对天地万物与自然规律的体现，因而人的身体结构与天地的结构是一致的，如将人头圆足方对应天圆地方，双目对应日月，九窍对应九州，四肢对应四时，五脏对应五音，六腑对应六律等，从而把人体形态结构与天地万物一一对应起来，人体仿佛是天地的缩影，与天地自然具有高度的统一性。②人与天地自然遵循相同的变化规律。人与天地相应，天地自然的变化规律在人身上同样适用，即人的生命活动体现出了与天地自然变化同步的特征。在中医学理论中，自然气候的变化对人体的影响是多方面的。自然界中的生物受四时变化的影响，形成了春生、夏长、秋收、冬藏的自然规律，自然气候变化对人体的五脏六腑、四肢九窍、形体经络等的功能产生直接或间接的影响。在人体的生理功能、病理状态与发病方面，也遵循五行生克制化的规律，与天地四时变化相适应。除四季更替外，人体的气机运行，会随着一天之内晨昏昼夜的阴阳消长变化发生相应的改变；人体的气血盛衰与月相盈亏的密切关系；不同的地理环境和地区气候影响人体体质状况与疾病发病；不同年份五运六气的周期性变化，影响人体健康状态和疾病流行，也都是人与天地自然遵循相同变化规律的体现。③人的生命活动必须顺应自然。人生于天地之间，依赖于自然而生存，也就必须受自然规律的支配和制约。顺应自然，就是顺从天地自然的变化，适应周围外界环境，使人的生命活动与天地自然的变化保持一致。人的生命活动必须与天地自然的变化相适应，才能实现人与自然的和谐统一，违背自然规律必然会导致疾病甚至死亡。这是保持人体健康状态的先决条件，也是中医学养生与防治必须遵循的基本原则。

与西方哲学中主客两分的思想方法不同，天人合一的基本观念并不将人与自然界看作主体与对象之关系，而是相互交融的：一方面，人是自然界的一个组成部分，要遵循自然界的运行规律；另一方面，人体生命活动也自然界道之运行的一种体现，可以充分反映自然界的运行规律。因此，人不仅可以通过研究天地自然的现象来推论和阐明人体的生理和病理变化，同时还应时刻主动调摄自身的身体状态，达到顺应自然，维护生命与健康的目的。

三、中医学与"生生之道"

《医原·张星亘序》曰："道之大原出于天，凡道之所分寄，亦必探原于天。医其一端也。盖天之道，不外阴阳五行。禀阴阳五行之精气，而人生焉，感阴阳五行之戾气，而人病焉。"医为道之一端，故天道之阴阳五行的规律性同样体现在医学理论当中。在中国传统哲学与中医学中，道作为自然界和人类社会的根本规律，总结为阴阳与五行理论。中医学认为，世界上任何相互关联的事物与现象，都可以用阴阳来概括，就人体本身来说，背为阳，腹为阴；表为阳，里为阴；六腑为阳，五脏为阴；气为阳，血为阴；就病证来说则有热为阳，寒为阴；实为阳，虚为阴；在药性上则是温、热为阳，寒、凉为阴；养生应注意"春夏养阳，秋冬养阴"；人体健康则为"阴平阳秘，精神乃治"，人之死亡即"阴阳离决，精气乃绝"等。与阴阳不同，五行之说虽也代表了五种不同的属性，但更重要的作用是为中医学提供了一种普适性的分类方法：以五脏为中心，与五行相匹配，代表着人体的五个系统，人体所有的组织器官与生理功能都囊括在这五个系统之中，再通过五行学说将自然界的方位、季节、气候等与人体五脏功能系统密切联系，用以说明人与自然界的高度统一性。

中医学理论认为，自然之理代表了"道"的规律，"医道"也就成了医学发展的最高目标与根本原则，人与自然界和谐统一的自然观、生命观，则形成了中华医道独特的精神。中医学之道即是以人生命为本的生生之道，前面的生为动词"生长、助长"，后面的生为名词"生命"，生生之道即是"助长生命之道"。当代国医大师陆广莘提出中医学之道就是"循生生之道，助生生之气，用生生之具，谋生生之效"。

人与自然的协调统一是贯穿中医学理论的基本原则，顺应这一原则是健康的基本要求，违背这一原则是患病的根本原因。人体是一个处于动态平衡的有机的整体，表现在阴阳方面是互根互用、消长平衡，表现在脏腑之间是五行相生相克、相互制约，表现在人与外界的关系方面则是天人合一等等。违背生命的规律，机体与环境的关系出现失调，机体内部平衡被打破，就会罹患疾病；治疗与养生则是利用草、木、金、石气味毒性之偏，纠正人体寒热虚实之偏，或利用针刺、艾灸、砭石、刮痧、拔罐、按摩等手段，激发生命潜能，调整人体以符合生命之规律，从而恢复健康。天道与生命在中医学的理念中是一而二，二而一的关系，是紧密联系不可分割的。

第十二章　中医学的健康观与藏象学

疾病在人的一生中不可避免，应对疾病也是人类的普遍经历。医学的主要任务是治疗疾病，医学的目的也是摆脱疾病从而恢复健康。那么，什么才是"健康"呢？我们又是如何界定与衡量一个人是否处于健康状态呢？如果严格地讨论起来，这是一个非常复杂的问题，远不像看上去那样简单。

一、西医学眼中的疾病与健康

在西医学的理论中，疾病是一个极其复杂的过程，从不同角度考查可以给出不同的定义。最常应用的定义是"对人体正常形态与功能的偏离"。西医学对人体的各种生物参数（包括智能）都进行了测量，数值大体上服从统计学中的常态分布规律，即可以计算出一个均值和95%健康个体的所在范围。习惯上称这个范围为"正常"，超出这个范围，过高或过低，便是"不正常"，疾病便属于不正常的范围。许多情况下，从健康到疾病是一个由量变到质变的过程。

长期以来西医学习惯于运用生物与医学联系的观点认识生命、健康与疾病，认为健康是宿主（人体）、环境与病因三者之间动态平衡，这种平衡被破坏便发生疾病。这种基于维持动态平衡的医学观所形成的医学模式，即生物医学模式。这一观点在"对人体正常形态与功能的偏离"的疾病定义中又引入了"病因"的概念，使得原本明晰的疾病与健康概念变得复杂化。病因是否是疾病发生的必须条件？是否有找不到病因的疾病？存在病因但生物参数符合正常值，是否仍属于"健康"？还是已经有了潜在的疾病？这些问题在抽象的理论探讨中是很难回答的，而在真实的临床实践中，西医医生们又往往倾向于将"消除病因"作为其临床治疗的主要手段。如此则是将具体的疾病与特定的病因彼此深度绑定，疾病治疗的过程简化为去除病因，已成为西医学的惯常现象。即使现代医学模式已经从"生物医学模式"发展到了"生物－心理－社会医学模式"，"消除病因"作为疾病的主要治疗手段仍然没有变化。

既然疾病与病因在实践中是相互锁定的，那么什么是"健康"又成了棘手的问题。对于"健康观"的概念，世界卫生组织在1946年6月通过的宪章序言是这样定义的："健康是一种躯体、精神和社会生活上的完全安好状态，而不仅仅是没有疾病或虚弱①。"这种健康观体现了人对生命存在状态的追求、信念，及人对自身生命存在的直接观照，然而这显然是一种过于理想化的表述。世界卫生组织的一项全球调查结果显示，真正符合世界卫生组织健康定义、达到健康标准的人群只占5%，除了约20%找医生诊疗的患者外，75%的人都处在介于健康和患病之间的一种状态，即人的身体功能虽无明显或明确的疾病表现，但却表现出活力降低、生理功能和代谢功能低下、对外界适应能力呈不同程度减退的生存状态。这也就是我们经常提及的"亚健康"。

亚健康既非健康，也非疾病，是介于健康与疾病之间的状态，在现代医学理论中，找不到其合适的位置，对其研究也几乎是一片空白。正是由于这种亚健康状态的存在，对于"健康"的界定也模糊了起来。因此在医学实践中，正如前文所述，往往把通过实验检查和特殊检查得到的人体各种生物参数的统计学"正常"范围作为健康的标准来看待。"正常"显然并不等同于"健康"，但西医学的理想与现实之间出现了的落差，过高目标与有限手段间所呈现的这种矛盾状态，正体现了西医学健康观念在临床实践中的局限性。

二、中医学对人体与健康的认识

与西医学过度追求人体要在"身体、精神和社会生活"三个方面都要达到"完全安好"的静态状态不同，中医学更加重视的是人体自身的平衡及人与自然间的和谐统一。中医学认为，人体是一个处于动态平衡的有机整体，表现在阴阳方面是互根互用、消长平衡，表现在脏腑之间是相生相克相互制约，表现在人与外界的关系方面则是天人合一。

中医学认为，人体是以脏腑为核心，以精气血精液为物质基础，以经络为联络通道，与五体、五官、九窍、四肢百骸等全身组织器官共同构成的整体系统，不同的组成部分各自具有其独特的功能，平衡而和谐的共同维持着人的生命活动。此外，在人与自然环境相适应的过程中，在不同的时间与环境下，人呈现出生、长、壮、老、已的生命过程，表现为阴阳气血消长升降、脏腑经络盈虚变化与天地四时、五运六气相应等规律。自然界的运动变化，如昼夜晨昏、四季更替、运气变化等均可以直接或间接地影响着人体，机体则相应地发生生理和病理上的变化。人只有通过养生等方法主动调整身体状

---

① 柯杨，张大庆．医学哲学/国家卫生和计划生育委员会"十二五"规划教材［M］．北京：人民卫生出版社，2014.

态以适应外界环境的变化，达到人与自然的和谐统一，才能保持人体的健康。

时刻保持着机体内部及其内外环境的相对平衡与协调，机体就能够维持应有的健康状态，即"阴平阳秘，精神乃治"。如果违背生命的规律，在六淫、七情、劳逸、外伤等致病因素的作用下，人与环境的关系出现失调，机体内部平衡被破坏，正气受到损害，正常的生理功能与生命活动受到限制或破坏，就会罹患疾病乃至死亡。

因此，健康就是人与环境之间相互协调、相互适应，人体脏腑功能稳定平衡；而疾病则是在各种致病因素的作用下，人体内的脏腑功能、人与环境之间的平衡被破坏，从而导致人体的功能和结构发生变化。致病因素破坏了人体的稳态平衡，是疾病发生的重要条件，疾病是一种状态，也是一个过程，与健康没有截然界线。

三、中医健康观念与藏象学理论

与注重解剖与实验的西医学不同，以"象"思维为代表的中国（中医）原创思维方式，决定了中国先民对于人体结构及其生理现象的认识，是从对人自身外在表现的系统观察入手。因此，古代医者是无法直接获得藏象学知识的，最初所积累的原始经验，主要表现为病机学、证候学、治则学、方药学等内容，在哲学知识经过系统整合后，再纳入到事先设计好的哲学框架当中，才形成了中医学的藏象学理论。

由此可知，中医学对于正常人体的藏象学知识，实际上主要包括两方面的内容，其中很大一部分内容是对既有哲学框架的比附，主要是关于人体与脏腑阴阳五行归类，如何看待这些内容历来是存在争议的，尤其是自近代西方科学传入之后，很多学者极力主张在中医学中排除传统哲学的因素，直接针对的靶子，往往就以中医藏象学为代表。然而，我们必须认识到这部分内容同样是以长期积累的系统观察与实践经验作为基础的。中医藏象学与西医生理学不同，它并不是严格地根据逻辑思维因果关系建立起来的，其本质上是一种依据"象"思维的原则，对人体自身生命现象系统总结的一种分类方法，因此，当《素问·阴阳应象大论》中提到"风生木，木生酸，酸生肝"时，并非真的是指风、木、酸与人体内的肝脏会发生什么实质性的联系，更多的是一种理论的需要。但是，这其中仍然包含着大量的原始医学经验的积累，如"风伤筋""酸伤筋"等，此处所说的"风"与"酸"并非仅指自然界的大气流动与醋的味道，而是经过医学重新定义，使之与医学经验相匹配，成为脏腑功能与特性的一部分，最终用于指导临床实践。

另一部分内容则是对脏腑的功能与特性的描述，是中医藏象学的主体内容，由中医学独特的思维方式所决定，这一部分藏象学知识，并不是来源于对人体的直接观察，往往需要根据病理状态下的变化反推得出，即如《素问·玉机真藏论》所说："善者不可得见，恶者可见。"

在中医学理论中，疾病与健康是相对的，患者表现出来的临床症状，可以被认为是代表了疾病的状态，那么，什么才能代表人体健康的状态呢？在《黄帝内经》《伤寒论》与《金匮要略》中皆有"平人"之说，如《伤寒论·伤寒例》有"平人四息，病人脉一至，名曰四损"，《金匮要略·胸痹心痛短气病脉证治》有"平人无寒热"，然而这只是对于常人生理表现的一般性描述，并不代表中医学对健康的认识。真正体现中医学对于人体生命与健康的理解，实为包括了经络与气血津液理论的广义藏象学说。

在这一部分藏象学知识中，绝大部分内容实际上可以看作是对于人类疾病与健康现象的一种理论解释模式。如脾主统血，指脾气能够统摄周身血液，使之正常运行而不致溢于血脉之外，脾统血是通过气摄血作用来实现的，在《中医基础理论》教材中称："脾气健运，一身之气生化有源，气足而固摄有权，血液在脉内正常运行，而不知外溢。若脾失健运，气生无源，则固摄乏力，血不归经，溢出脉外，常见便血、尿血、崩漏、齿衄、肌衄等，称脾不统血[①]。"脾主统血的功能是潜藏于体内而不可见的，一个脾气健运之人气生化有源，血液正常运行于脉中，但这并不具有特异性表现，无法与其他如心行血、肝藏血等功能区分开来。因此，在临床实践中我们只能用便血、尿血、崩漏、齿衄、肌衄等脾不统血的典型症状来反推定义脾主统血的功能。中医学对于其他脏腑功能的定义莫不如此。因此，中医学对于健康的认识本质上是体现在藏象学理论当中的，而藏象学理论则是通过对疾病的反推来界定的，是源于对临床实践经验的系统总结。

四、健康观在藏象学中的体现

藏象学是中医学理论体系的基础与核心，也是中医学中最高度抽象与综合的理论。中医学认为，人类的健康，实际上指的是达到人体自身平衡及人与自然间的和谐统一的过程，主要包括形神合一、正气为本、动态平衡与顺

---

① 王键. 中医基础理论/全国高等中医药院校规划教材（第十版）[M]. 北京：中国中医药出版社，2016.

应自然四个方面的内容。

1. 形神合一　形即人有形的身体，包括五脏六腑、筋脉骨骼、肌肉皮毛、五官九窍等生理组织器官。神通常是指思维意识、聪明智慧、情绪心理等精神活动，在更广义上则是指人体的各种功能及生命现象的综合表现。中医学认为人是形神相依、心身相关的统一体，形与神二者相互依附，不可分割。

中医学认为形神二者的和谐统一是人体健康的根本。故《素问·上古天真论》曰："故能形与神俱，而尽终其天年，度百岁乃去。"形为神之宅，神乃形之主，比较而言中医学更重视"神"对"形"的统摄作用，如精神意识活动正常，代表着形体功能也处于正常有序的状态，人即能保持健康；反之，则会造成形体功能的紊乱，导致人的虚弱甚至死亡。故《内经》中有"得神者昌，失神者亡""神转不回，回则不转"等说法。同样，人之衰老亦是形与神离的结果："百岁，五脏皆虚，神气皆去，形骸独居而终矣。"（《灵枢·天年》）

中医学所谈论的"神"，不仅是对人的一般思维意识与精神状态的概括，更是人体不可或缺的一个重要功能，在藏象学中，首先体现在对"心主神明"这一功能的认识上。心主神明，是指心有统帅全身脏腑、经络、形体、官窍的生理活动和主司精神、意识、思维、情感活动及性格倾向等功能。《素问·灵兰秘典论》云"心者，五藏六府之大主也，精神之所舍也"。

"神"的活动是在心脏中完成的，故有"心藏神"之说，这既是指主宰人体生命活动的广义之神，又包括精神意识思维情志等狭义之神。《素问·灵兰秘典论》曰："心者，君主之官，神明出焉""主明则下安……主不明则十二官危"。神志昌明直接决定五脏六腑生理功能的正常发挥，也是人体保持健康的关键。在心藏神的基础上，进一步推而广之，将"神"的功能细分为"神、魂、魄、意、志"五个组成部分，并将之与五藏理论相结合，这就构成了中医学的"五藏藏神"理论，即心藏神，肝藏魂，肺藏魄，脾藏意，肾藏志。涵盖了人的思维、想象、情感、意志、记忆及感官知觉、对形体的控制等所有精神心理活动，共同维持着人体的健康。

2. 正气为本　中医学认为，人自身的健康状态遭到破坏即会产生疾病，故人体内正气（抗病防病能力）的强盛才是维持身体健康的关键所在。因此，《内经》中多次强调"正气存内，邪不可干""邪之所凑，其气必虚""四季脾旺不受邪"等等观念。这一点与单纯强调对抗疾病的西医学，形成了鲜明的对比。

"正气"是人体机能的总称，通常包括两个层次的认识：在认识论层次上，正气是人体生命活动的动力与源泉，是维持与体现人类生命健康的基础所在；在临床实践的层次上，正气则往往与病邪相对而言，即指人体自身的抗病防病能力。具体到中医学理论中，正气的概念则根据需要又分别以各种不同的形式来体现，如李东垣独重脾胃之气，孙一奎阐发命门动气等，这些都是在正气为本的健康观指导下对中医学理论的发展。

正气作为人体抗病防病能力的总称，在本质上指的是人体内的气、血、津液等构成和维持生命活动的基础，如果任何一项出现不足，都会严重地影响人体健康。人一出生，就从父母那里得到先天精气，先天精气必须要靠后天的水谷精气来维持。因此，中医学理论认为，人体正气的充足与否，无外乎有两个来源，即先天禀赋是否充足与后天调养是否得当。

先天精气，禀受于父母先天，先身而生，藏于肾中，有赖后天精气以充养，是维持人体生命活动的基本物质与原动力，主要功能是推动人体的生长和发育，温煦和激发脏腑、经络等组织器官的生理功能。中医藏象学中有多个理论与之相关，如"元气""真阴真阳""肾精"等，其涵义相近，依据各家理论不同，各有侧重，但一般均归于肾脏或命门，故中医有"肾为先天之本"之说。人从出生经过发育、成长、成熟、衰老至死亡整个过程皆与肾气有关，人体脏腑和精气的盛衰，随着年龄的增长呈现出由盛而衰至竭的规律性变化，在整个生命过程中，由于肾中精气的盛衰变化，呈现出生、长、壮、老、已不同的生理状态，是人类生命的自然规律。对生长发育障碍，如"五软""五迟"等病，补肾是其重要治疗方法之一，补肾填精也是延缓衰老和治疗老年性疾病的重要手段。

后天精气包括饮食中的营养物质和存在于自然界的清气。因为这类精气是出生之后，从后天获得的，故称后天之精气。其中，通过肺的呼吸运动吸入自然界的新鲜空气，又称清气、天气、呼吸之气。饮食中的营养成分，则通过脾胃运化水谷所生成的，称为水谷精气。

脾胃为"后天之本""气血生化之源"，故脾胃强弱是决定人之寿夭的重要因素。正如《景岳全书》说："土气为万物之源，胃气为养生之主。胃强则强，胃弱则弱，有胃则生，无胃则死，是以养生家必当以脾胃为先"。《图书编·脏气脏德》中说："养脾者，养气也，养气者，养生之要也"。李东垣在《脾胃论》一书中阐述："人以脾胃中元气为本"的思想，提出了脾胃伤则元气衰，元气衰则人折寿的观点。《脾胃论》曰："真气又名元气，乃先身生之精气，非胃气不能滋"。元气不充，则正气衰弱。东垣指出"内伤脾胃，百病丛生"。正说明脾胃虚衰正是导致发病的主要原因，故调理脾胃、扶正益气是预防保健的重要法则，脾胃健旺是人体健康长寿的基础。

3. 动态平衡　中医学认为保持人体内环境的动态平衡，是维护健康的关键。《素问·生气通天论》曰："阴平阳秘，精神乃治，阴阳离决，精气乃绝。"这充分体现了中医学的健康观。

阴阳学说与五行学说是构建中医学理论的哲学基础，中医学在此基础上建立起人体正常生理活动的理论模型，气、血、寒、热、虚、实等范畴相互间的和谐与统一就构成了阴阳平衡；五行的平衡，则主要指脏腑之间五行生克乘侮关系的平衡与协调。人体正是通过阴阳五行相互依存与制约的和谐统一，实现人体内环境的平衡，最终达到维持人体健康的目的。

在中医学中的"阴阳"概念首先是对人体无形之气与有形之质的区分，如气血、卫营、脏腑、清浊、阳气与阴精等；同时，阴阳也代表了寒热、水火、虚实、上下等事物不同的特性。阴阳平衡是阴阳双方的消长转化，双方保持协调，既不过分也不偏衰，呈现出一种协调的状态。阴阳平衡的实质是阳气与阴精（精、血、津、液）的平衡，也是人体各种功能与物质的协调。阴阳平衡则人健康、有神；阴阳失衡人就会患病、早衰，甚至死亡。所以养生的宗旨是维系生命的阴阳平衡。

除阴阳平衡外，脏腑之间的平衡与协调也是非常重要的。中医学认为心、肝、脾、肺、肾五脏之间在生理功能上有着相互依赖、相互制约的关系。它们之间必须相互协调，才能保证人体处于健康状态，否则就会出现各种病证。而各个脏腑之间相互关系，主要是由脏腑所属五行生克乘侮关系决定的。

脏腑之间五行生克关系，是疾病发生与传变的重要规律，通过对特定脏腑的调理，可以截断疾病传变的途径，从而达到"治未病"的目的。张仲景在《金匮要略·脏腑经络先后病脉证第一》中提到："夫治未病者，见肝之病，知肝传脾，当先实脾，四季脾旺不受邪，即勿补之"。这正是动态平衡健康观在中医学理论中的具体体现。

人体内环境的平衡，绝不是一成不变的静止状态，而是随着人体生命活动，通过新陈代谢实现的动态调节过程。因此，维持人体内环境的动态平衡，就必须依赖于各个脏腑功能正常，尤其是作为人的生存基础的气、血、津液生成、运行、输布与代谢功能的正常。与之相应，如心主血脉；肺主气，主宣发肃降，通调水道，主治节；脾主运化，主升清，主统血；肝主疏泄，主升发，主藏血；肾主水，主藏精，主纳气等功能均与调节人体内环境的动态平衡有关，任何一个环节出了问题，都会影响全身的健康。在中医学临床实践中，调节脏腑气机，是保持人体内环境的动态平衡，维护人体健康最重要的手段之一。

4. 顺应自然　基于"天人合一"的观念，中医学在研究人体正常生命活动和疾病变化时，注重从整体、从自然界的环境变化对人体的影响上来认识。即除了重视人体各脏腑、组织、器官之间的联系与功能的平衡外，同样强调人体与外界环境的协调与统一。

中医学深受中国传统文化中天人相应宇宙观的影响，认为人体顺应自然界的变化，尤其是顺应四季气候的变化，也是达到健康状态的关键。由此则发展出"四时五藏阴阳"等藏象理论，运用到临床实践的辨证论治中即是"三因治宜"学说，进一步推广到疾病预测中即是"五运六气"学说等。天地变化，对人的生产生活影响最大者，莫过于四季更替。不仅关系到农业生产，而且也影响着人体的健康状态。中国古人很早就意识到了这一点，将古代哲学中阴阳与五行的观念引入到医学领域的过程，实质上就是关于四季变化对人体健康影响的一种抽象表述。

"四时五藏阴阳"理论是《内经》中藏象学的主体与核心内容。古人认为人与自然界是保持着高度的统一性的，因此，古人以四季与五方的结合为基础，依照春生、夏长、秋收、冬藏的思路，将天象、物候等各种思想、知识与技术纳入到统一的阴阳五行理论模型中来，并进一步将阴阳、五行通过四时（加入长夏则为五季）与五脏结合，从而运用阴阳五行学说将自然界的方位、季节、气候等与人体五脏功能系统密切联系，勾画了一个内外相应的整体脏腑模式。

在这一理论中，五脏六腑均分属五行，而五行与五季相结合，又使人体的五藏与自然界的天象、物候变化联系在一起，实现了"天"与"人"的完美结合。中医学认为五行与五季为五脏生理功能与特性的归纳起到了导向作用，并提供了保证其合理性的终极依据，五脏六腑的运动变化规律与五季、五行的变化同步，尤其是在四时的变化上表现非常明显，人需要调整自己以顺应自然界的变化，否则就会出现病变，这也是"天人相应"思想在医学上的具体表现。

人体健康与外界自然环境变化是息息相关的，如何顺应环境的变化，特别是如何顺应四时更替的自然规律，这类问题在《内经》中的记载俯拾皆是。如《素问·四气调神大论》曰："逆春气，则少阳不生，肝气内变。逆夏气，则太阳不长，心气内洞。逆秋气，则太阴不收，肺气焦满。逆冬气，则少阴不藏，肾气独沉。"又如《素问·金匮真言论》曰："东风生于春，病在肝，俞在颈项；南风生于夏，病在心，俞在胸胁；西风生于秋，病在肺，俞在肩背；北风生于冬，病在肾，俞在腰股；中央为土，病在脾，俞在脊。"除了对病候的描述外，还有在诊断学方面"春弦""夏钩""秋毛""冬石"的四季脉象之说；治疗方面有因时制宜的原则；在养生方面又有四季养生的具体方法。这些内容都是在以"四时五藏阴阳"为代表的藏象学理论指导下，总结出的大量与之相关的临床经验。

五、藏象学与中医临床的关系

中医学认为，疾病发生与发展的过程，始终伴随着人体的形态和（或）功能的异常改变，并可表现出阴阳气血失调、脏腑功能障碍、精神情志失常、组织器官损伤等各种症状，疾病的结局可能是康复（恢复正常）或长期残存，甚至导致死亡。与西医学执着于寻找与消除病因的疾病治疗思路不同，在中医学的观念中，疾病只是偏离人体健康状态，治疗则是引导人体恢复应有的健康状态的一个过程。因此，中医学对于疾病的认识往往都是从与健康状态对比的角度来考虑的。

在中医学理论中，健康代表着人处于人体自身及与外界环境间的平衡与和谐状态，任何对这种平衡态的破坏，都代表着疾病的发生。然而，对于疾病的认识是理性抽象的结果，从实践的角度而言，在生病的过程中真正可以观察的是症状。症状，是机体因发生疾病表现出来的异常状态，包括患者自身的各种异常感受与医者观察到的各种异常机体外在表现。症状是对疾病发生发展过程中各种异常外在表现的统称，可以是患者异常的主观感觉或行为表现，如恶寒发热、恶心呕吐、烦躁易怒等，也可以是医生通过望闻问切等中医诊断方法检查患者时发现的异常征象，如面色、舌苔、脉象等。症状并不是疾病，但却是诊断疾病的基础。

中医学的疾病是与症状高度相关的，来源于医者对患者临床表现的高度概括。中医学对疾病的划分与命名主要是依据对患者主要症状或症状群的综合概括，如头痛、水肿、消渴等，都是根据主要症状来命名的。中医学通过对患者症状及体征详细观察，推测人体内部的病理变化，从而认知疾病，这正是象思维"司外揣内"认知方法在实践中的运用。《素问·玉机真藏论》曰："善者不可得见，恶者可见。"中医学认为疾病会使正常的生理功能与生命活动受到限制或破坏，从而可以反推受影响的脏腑。这是中医学构建藏象学理论的重要方法。故在中医学理论中，藏象学作为健康人体的理论模型，实际上起到了疾病与健康理论之间的枢纽作用，将中医学在临床实践中散在的各个不同疾病及其诊疗经验联系起来，统一成一个整体。

对于中医学而言，诊治疾病，解除病痛无疑是其核心目标；所谓诊治疾病，也就是医者通过药物或针灸等特定的治疗手段作用于患者，使之由疾病状态转变为健康状态的过程。在这一过程中，患者的初始状态是因罹患疾病而表现出的各种症状与体征，最终所预期达到的状态则是消除病痛之后的健康平衡态，在这两者之间则是医者诊断疾病及选择与运用治疗手段的过程。就临床诊疗过程而言，医者通过四诊的方法搜集患者的症状，并据此判断疾病与证候、确定病机、选择治法，而后遣方用药去除疾病，使患者得以恢复应有的平衡健康态。这便是一个在中医学理论指导下完整而连贯的过程，其间各步骤所运用的藏象、病机、证候与治则等理论，是具有内在联系且相互贯通的。纳差、食后腹胀、大便溏薄、身重、乏力、苔腻等症状，是脾胃虚弱、脾失健运的表现，临床上诊断为脾气虚证，治疗则当以健脾为先，而以上病机、证候、治则三者的背后，依据的则是脾主运化的藏象学理论。故中医学的临床诊疗理论，本质上是病机、证候、治则三位一体的结构，藏象学则是三者共同的理论基础。再以肝为例，"肝主风"是藏象学理论，在病机上表现为"诸风掉眩，皆属于肝"，在证候中则称"肝风内动证"，治则为"平肝息风"，四者同时构成了一个从理论到临床、从疾病到治疗的完整辨证施治过程，从广义上讲，整个中医学理论，就是针对所有疾病的解释模型与干预方法的集合，其理论的出发点是人类所罹患的各种疾病，而其指向的目标终点，是达到人体自身平衡及人与自然间的和谐统一，即健康状态。因此，藏象学不仅仅是对人体结构及其生理现象作出一定的说明，而且也隐含了中医学对人类健康观念的认识与对人体健康标准的界定，是中医学理论的基础与核心。

第十三章 藏象学说的起源与脏腑配属五行问题

藏象学说作为中医学理论的基石，自《黄帝内经》以来，已有数千年的历史，在中医学理论体系的发展进程中起到了不可或缺的重要作用，并在临床实践与理论升华中得以发展、完善。

一、"藏象学"的概念内涵

"藏象学"的概念内涵历来存在颇多争议，许多学者基于各自的研究成果，给予藏象学说各不相同的解释。

笔者认为，中医藏象学是基于中国传统思维方式与认知方法，并结合中国文化中的某些核心观念而得出的，用于解释人体各种生命现象与健康观念的理论模型系统。其理论起源在很大程度上原本是哲学思辨的产物，在经长期临床实践的检验、改造并丰富完善后，逐步发展为中医学理论体系的基石。

藏象学的发展有赖于两个方面进步的推动，一方面长期临床实践成就的积累是藏象学理论发展的原动力；另一方面则临床成就必须经哲学思辨的系统改造后，才能真正地融合到理论体系当中，成为藏象学不可分割的一个组成部分。这种哲学思辨方法，在很大程度上受到时代的文化背景的制约与引导，当整个时代的主流思想或思维方式发生改变时，藏象学也往往会随之出现新的发展与变化，甚至会出现理论体系的根本性转型。在以往的研究中，我们通常更多地强调临床实践的推动作用，对哲学思辨与文化背景的作用则很少考虑，这也是藏象学研究至今难以深入的重要原因之一。

藏象学是中医学基础理论的核心组成部分，其理论体系的构建，并非各种相关理论的简单堆砌，而是通过思辨方法精心设计的一整套系统化理论模型。这一模型是以中国古代哲学对世界的解释作为模板构建起来的，随着历史的发展，当人们的观念发生变化时，整个藏象学理论体系，也将不可避免地被重构，以赋予更新的意义。这一点，在藏象学发展的历史进程中得到充分的体现，中医学藏象体系诞生于两汉之际，两汉经学则是其最主要的哲学基础与理论源头；至金元之后，在以宋明理学为代表的新思想影响下，藏象学出现了理论范式的根本性转型，明代命门学说的成熟，则是新藏象体系发展的最高成就。

二、早期医学对藏象的认识

中国的医学虽然起源很早，但在秦汉时期以前，还处于原始的自发状态，并不成系统。在当时，如症状学、疾病学、药物学等偏于实用的内容成为主流，对于藏象学这样高度抽象与综合的理论，并没有受到更多重视。在先秦时期，人们并没有清晰的脏腑概念，没有脏与腑的概念区别，当时对人体脏腑功能的认识也是非常模糊的。

"藏"与"府"的概念在先秦时期就已出现，在《内经》中已发展成熟。在古文中"藏"与"府"均有仓库之意，但"藏"偏重于储藏珍贵物品，有储藏或闭藏之意；"府"则通常用于存放量较大的一般物品。据此，中医学将体内脏器归为两类，一类是以实体脏器为主，古人认为其具有藏蓄精气的作用，即"五藏"；另一类则是以带有空腔的器官为主，其功能大多与传导变化水谷与津液有关，即"六府"。《内经》中对此给出了明确的定义："所谓五藏者，藏精气而不写也，故满而不能实；六府者，传化物而不藏，故实而不能满也。"（《素问·五藏别论》）"五藏者，所以藏精神血气魂魄者也；六府者，所以化水谷而行津液者也。"（《灵枢·本藏》）这种理论，由于其概念明晰，很快为人们接受，并为后世所遵从。

"藏"的观念在战国中后期出现了规范化的倾向，当时的人们已经开始对藏象学有了一定的理论思考。在最初时，人们对体内各脏器并没有统称，而是将各个单名并列使用，有时也提出其中某一个或某几个来泛指。"藏"作为人体重要的内脏器官统称，最早见于《庄子》与《管子》书中的"五藏""六藏"之说，应为宝藏之义在人体内的类比引申，是人体储藏精气的宝库。在集中代表了稷下黄老学派思想的《管子》一书中，最早明确了"五藏"即为脾、肺、肾、肝、心五种内脏器官，并进一步将之与五味、五肉、九窍等相联系起来，已初具后世脏腑五行配属的理论雏形。此乃先秦时期对五藏理论最为系统的表述，后世中医的藏象学很可能就是在此基础上发展而来。

在早期的中医学中，有"五藏""六藏"（出自《庄子》与《管子》）与"九藏"（出自《周礼》）三种说法，在先秦时代都在一定的范围内流行过。但随着时代的发展，后两种说法已逐渐地湮没在历史长河之中。究其原因有很多种，其中最主要的是战国后期五行思想学术地位的提高，无疑对"五藏"学说取得独尊地位产生了关键性的推动作用。古人对数字"五"的崇信由来已久，这一思想最初应当与"五方"的空间观念有关，逐渐发展成为一个通用于相当多领域的类名，如五行、五方、五神、五味、五声等。到了战国中晚期，这些概念已经相当紧密地联系在一起了，而《管子》一书中对"五藏"的叙述也将之与五味、五肉等相配属，说明在当时"五藏"理论也同样参与到"五行"思想体系的构建当中，成为了五行理论的一个不可分割的部分。此后随着汉代阴阳五行思想的兴盛，"五藏"说就此取得了不可动摇的统治地位，其余的理论都被边缘化了。

三、两种脏腑配属五行方式的争论

自先秦到秦汉初期的医学界是比较混乱的，多种学说与流派并立。直至《黄帝内经》出现才初步建立起相对统一的中医学理论体系。在这一过程中，藏象学说的成熟，无疑起到了沟通各家理论的核心作用，是中医学理论体系的基础与核心。

中医学的五脏六腑学说是伴随着阴阳五行理论的成熟发展起来的。阴阳五行理论最初脱胎于阴阳家邹衍的五德终始说，而后又被董仲舒改造为经学理论的核心。在这过程中，汉代的德性问题涉及汉代统治的合法性的重大问题，始终是哲学界争论的焦点。在这样的文化背景下，这一重大问题同样影响到了医学领域，表现为汉代医学出现了"心属土"与"心属火"两种截然不同的学说相互争论不休。直到《黄帝内经》的出现才最终实现了理论的统一。

"五藏"的观念是伴随着"五行"理论的成熟而发展起来的，早期的"五藏"是属于五行大系统中的一部分。阴阳五行学说在战国中晚期才真正发展成为无所不包的理论体系，而首次将五藏理论正式引入五行学说的是《吕氏春秋》。《吕氏春秋·孟春纪》曰："孟春之月……祭先脾。"即指孟春、仲春与季春月祭祀之时将脾脏放在最前，与此相应夏月祭肺、秋月祭肝、冬月祭肾，而在一年之中的季夏时祭祀"中央土"时须"祭先心"。在这其中，古人对各种内脏器官（人或动物的）认识，也作为祭祀仪式的一部分，被纳入到五行大系统当中，即：脾属木、肺属火、心属土、肝属金、肾属水。《吕氏春秋》最突出的贡献在于对"十二纪"系统的设计，这是一个可以包容和涵盖天地万物古今等所有知识和思想的基本框架，综合了各种思想、知识与技术。《吕氏春秋》所建立的这种构建无所不包的理论体系的思想方法，为中国的学术发展开启了一种新的思路，对后来藏象学理论体系的建立也有着非常重要的启迪与示范作用。这种思想方法在后来的《淮南子》《春秋繁露》等书中得到进一步发展，并直接影响到《内经》藏象理论体系的建立，成为"四时五藏阴阳"理论的思想源泉。此说除肾属水外，其余都与《内经》所奠定的、为后世尊奉至今的五藏归属法不同，但在战国末年至西汉初年这段时期却是主流的理论，影响非常大，其最初出现于黄老道家著作，此后又被众多古文经学典籍所采纳，包括《淮南子》《礼记》《逸周书》等经典中也均采取此种配属方法。在西汉末扬雄的《太玄经·玄数》中曰："三八生木……藏脾；四九生金……藏肝；二七生火……藏肺；一六生水……藏肾；五五生土……藏心。"东汉许慎《五经异义》引古文《尚书》也是脾木、肺火、心土、肝金、肾水。这种五行配属的思维方式显然是直接来自解剖学知识。在古人的地理观念中以南为上，以北为下，故人体位置最高的肺脏当属南方之火，位置最低的肾脏属北方之水，左脾右肝分属东方之木与西方之金，心脏位居中央属土。宋·许翰注《太玄经》曰："肺极上以覆，肾极下以潜，心居中央以象君德，而左脾右肝承之。"此外，在这种排列方法之中还隐含了一层意思，即心为君主之官，而五行当中以土最贵，故以心配土为理所当然的。

　　以上对于五脏与五行的联系都是来源于哲学界的说法，在秦汉之际的各种哲学著作中，出现了大量关于脏腑的描述，这些描述多数又是和五行思想联系在一起的。五行学说的最终定型源自战国末年邹衍的五德终始说，但直到西汉前期，对于医学理论并没太多的影响。如在马王堆、张家山等地出土的秦汉古医书中，诸藏均是各自独立的单称来使用的，并无"五藏"之说。在出土古医籍中，能够将五脏与五行相联系在一起的，只有成都老官山出土医简中对于"五色诊"的记载。老官山医简《逆顺五色脉藏验精神》记载："心气者赤，肺气者白，肝气者青，胃气者黄，肾气者黑，故以五藏之气□。"这里记载了五色与五脏的关系。《敝昔诊法》亦有"黑色之甬（通）天为□""白色之甬（通）天为□""金之通天气为天府·客色为□""肾甬（通）天为冬""肝甬（通）天为春""肺甬（通）天为秋"等。这是明确提出了五色与五脏及四季的一一对应关系。但此处之五脏则是心、肺、肝、胃、肾，以胃替代了脾。其实在早期中医学中，脾和胃功能相似，经常混用，直至《黄帝内经》中仍常见脾胃并称的现象。

　　如果将此说转换为五行与五脏的对应关系，即为心属火、肺属金、肝属木、胃属土、肾属水，此处之五脏除了以胃替代了脾之外，与《黄帝内经》的五脏与五行配属方式完全一致，却与《吕氏春秋》等哲学典籍的配属方式完全不同。另外，在老官山汉墓医简中只谈及了五色与四季的内容，并未出现木、火、土、金、水五行的内容，故可以推测，与当时哲学界流行的"心属土"理论不同，"心属火"的五脏配属五行方式来源应该是中医学的临床实践，最初应当是脱胎于在扁鹊学派流传的"五色诊"理论，只是一种独特的疾病诊断方法，后来才根据逐渐成熟的五行万物归类的哲学理论，与四季、天地万物及人体之经脉形体官窍相联系起来。

在此，我们发现在西汉早期实际上并存着两种五脏的五行配属方式，一种是流传于哲学界，以《吕氏春秋》《太玄经》《说文解字》等书为代表的"心属土"理论，是当时学术界的主流共识；另一种则是流传于医学界，在老官山汉墓医简与《黄帝内经》中记载的"心属火"理论，其流传范围很小，且在《内经》之前也仅见于在望色诊病上的应用。然而，两种学说并存的局面仅存在于西汉一朝，至东汉建立之后，"心属土"的理论就逐渐衰落消失了，"心属火"理论则一跃成为学界普遍认同的正统学说。

四、今古文经学的发展与脏腑配属五行问题的最终解决

关于这两种理论的区别，早在东汉时期就已经引起了众多学者的注意，许慎在《说文解字》中曰："心，人心，土藏，在身之中。象形。博士说，以为火藏。"隋·萧吉在《五行大义》中引许慎《五经异义》曰："尚书夏侯欧阳说云：肝木、心火、脾土、肺金、肾水，此与前同；古文尚书说云：脾木、肺火、心土、肝金，此四藏不同"而经学大师郑玄又针对此说法在《驳五经异义》中进行反驳。可惜这两本书早已失传，很难对此进行深入考证，但此说有一点重要的提示，即"心属土"说与"心属火"说二者的争议，很可能与两汉经学的今文、古文之争有着很大的关系。

另一则非常重要的资料则出现在东汉初年的《白虎通义》中，是除《内经》所见最早的关于"心属火"的记载："五藏者何也？谓肝、心、肺、肾、脾也……肝，木之精也。仁者，好生，东方者阳也，万物始生，故肝象木，色青而有枝叶……肺者，金之精也。义者，断决，西方亦金，成万物也。故肺象金，色白也……心，火之精也。南方尊阳在上，卑阴在下，礼有尊卑，故心象火，色赤而锐也……肾者，水之精。智者，进而止无所疑惑，水亦进而不惑。北方水，故肾色黑，水阴，故肾双……脾者，土之精也。土尚任养万物为之象，生物无所私，信之至也。故脾象土，色黄也。"（《白虎通义·情性》）《白虎通义·五祀》又曰："故《月令》春言其祀户，祭先脾；夏言其祀灶，祭先肺；秋言其祀门，祭先肝；冬言其祀井，祭先肾。中央言其祀中霤，祭先心。春祀户，祭所以时先脾者何？脾者，土也，春木王煞土，故以所胜祭之也。是冬肾，六月心，非所胜也。以祭何？以为土位在中央，至尊，故祭以心。心者，藏之尊者。水最卑，不得食其所胜。"

在东汉章帝建初四年，为解决今文经学和古文经学之间的分歧与冲突，

皇帝召集全国各地的儒生在白虎观举行了一场大型会议，对经学上的差异进行探讨和辨析。这次会议是经学史上著名的白虎观会议，会后由班固根据会议记录编撰成《白虎通义》一书。《白虎通义》一书是今文经学的集大成之作，书中关于经学基本概念的诠释，据考证都属于两汉之际今文经学的标准定义。因此，在认真分析资料后，笔者大胆提出以下几点意见：首先，《白虎通义》可以充分证明至少在东汉初年"心属火"的理论已成为学术界的共识；其次，也可以在一定程度上证明许慎的说法是有一定根据的，"心属火"理论的确是今文经学的主流观点；第三，很明显"心"的五行归属问题在两汉交替之际就已经引起了相当广泛的争议，这一点在《白虎通义·五祀》中对"心属土"理论的反驳可以看出。

　　白虎观会议的主要目的是统一学术思想，《白虎通义》代表了在汇集各派观点后，经过皇帝裁决形成的共识。它是一种得到君主认可的国家意识形态理论表述，具有强制性的规范作用，对汉代及后世的思想学术产生了深远影响。研究发现，《白虎通义》中关于脏腑的内容与《黄帝内经》理论基本一致，均反映了今文经学对人体脏腑结构的理解和认识。而其他不同的观点（如古文经学所坚持的"心属土"理论）则被忽视或遭到批驳。以《内经》为代表的藏象学理论体系，因其完全符合国家意识形态要求，得到了官方认可，从而成为东汉以后的主流和正统。

　　综上所述，笔者认为，从"心属土"到"心属火"的转变，很可能与西汉末年刘歆与王莽推动的改德运动有关，两汉交替之际的今文经学家们为配合"汉应土德"改为"汉应火德"，以源自医学临床的"心属火"理论取代古文经学所提倡的"心属土"理论，以此来作为论证"汉应火德"理论的权威性，进而为维护汉代政权的合法性提供依据。"心属火"理论何时开始引起主流学界的关注，现在已经很难考证了，从现有的资料看，在西汉时期的资料中记载"心属火"理论的主要医学文献，直至东汉初期的《白虎通义》才为哲学界所接受。这其中改德运动确实为"心属火"理论的推广起到了推波助澜的作用，自东汉确立为"火德"之后，"心属火"也随之取得了正统的地位，而"心属土"理论则渐渐地被人们所淡忘。

　　在这一过程当中，侍医李柱国所校的《黄帝内经》起到了关键作用，正是在《内经》中，"心属火"的五脏五行配属理论从最初的"五色诊法"中充实发展起来，形成了系统化的人体五脏六腑结构框架，并在此基础上将此前零散琐碎的各种医学经验统一整合起来，形成了中医学理论体系最初的雏形。

五、"土主长夏"问题

还有一个与脏腑五行配属有关的重要问题需要在此讨论一下，即脾土与四时、五方的关系问题。我们知道古人对五行的认识最初起源自对四时与五方不同特点的归纳，这是五行属性及其归类的核心内容。但是如何才能把五行与四时合理匹配却始终是个难题。木火金水相对应于春夏秋冬与东南西北是没有异议的，但代表中央的土该如何匹配到四季当中呢？对此，古人大约有两种思路，最初的方案是将中央土单独拎出来，不谈四季，或默认为附属于夏季之后，这是最初见于《吕氏春秋》与《礼记·月令》的记载，是对一年祭祀的安排，在春夏秋冬十二月祭祀四行之外，又在季夏之末安排对土行的祭祀，称为"年中祭祀"。"中央土，其日戊己，其帝黄帝，其神后土，其虫倮，其音宫，律中黄钟之宫，其数五，其味甘，其臭香，其祀中霤，祭先心。"（《吕氏春秋·季夏纪》）这一方法虽然在一定程度上解决了以五配四的逻辑矛盾，但显然在很大程度上弱化了五行中土行的重要性，不符合古人心目中的五行模型。而后，随着数术学的发展，古人又采取了五行与代表十二月的十二地支相匹配，将丑、辰、未、戌四个月（即四季中每一季的最后一月）配属土行的方法，即所谓"土王四时"之说。如隋·萧吉《五行大义·卷第一》："土居中，以主四季，成四时。"这一方法在数术学领域被广泛应用。

在《管子·五行篇》关于时令的叙述还有一种"五季"说。即将一年划分为春、夏、季夏、秋、冬五季，每季七十二日并配当木、火、土、金、水五行。武帝时期，董仲舒在《春秋繁露·治水五行篇》等文章中继承了《管子》的学说思想，为了将五行和阴阳四季一年完美地结合起来，提出了五行每行平均配当"七十二日"的说法。为了使"土"获得时间，董仲舒在《五行之义篇》中将一年分为五个季节，即在夏和秋之间设立了一个"季夏"。于是土有了"季夏"之时间，还被赋予了"养"之季节功能。为了使"土"获得空间，董仲舒又将土配于中央，且成了统领其他四行的"股肱"。为了克服四季不能和五行平均相配的问题，《治水五行篇》将一年平均分为五季，也即以一季为七十二日。土不但有了时间和空间，还拥有了"黄"色。这是中医学"脾主长夏"理论最初的理论雏形。

五行学说通过与藏象联系参与了中医学理论体系的构建。因此，哲学的"土行"，在中医学中则被转换为脾脏的基本属性而成为"脾土"，以上几种源于哲学推导的配属方法，显然并不能与医学的临床实践完美贴合，需要对其改造后才能纳入中医学理论当中。土行附属于夏末之说没有了脾土的位置，首先被中医学放弃了；"土王四时"说，在中医学中被保留下来，但其适用范围相当窄，只是在"四季脾旺不受邪"的治未病理论中被应用。而中医学理论主要继承的还是由《春秋繁露》"土主季夏"发展而来的"脾主长夏"说。

由于中国在地理上主要属于温带（亚热带）季风气候，四季分明，因此每季七十二日的"五季"说虽然符合哲学上的美感，但却并不符合实际的环境气候，也不符合医学的实践，因此很快便不再流行。但古代医者们敏锐地认识到实际上夏季与春秋冬三季不同，其实际上包括了烈日暴晒与湿热多雨两种不同的气候，分别可以引发两类完全不同的疾病。故古人将夏季湿热多雨的气候独立出来，与脾喜燥恶湿的特性相结合，再通过雨促进庄稼生长的意象与"土爱稼穑"相联系，创造性地提出"脾土主长夏"的概念。这个"长夏"并不是《春秋繁露》所说的"季夏"，其代表的只是夏季湿热多雨的气候特点，这也就成为中医学所独有的第五季的概念。这一概念随着中医学的发展影响逐渐扩大，在后世也多为哲学界所接受。

第十四章 两汉经学与《黄帝内经》藏象学理论体系

秦汉时期是中医学发展的奠基期,中医"四大经典"《黄帝内经》《难经》《神农本草经》《伤寒杂病论》,均成书于这一时期,以《黄帝内经》为代表的中医学理论体系正是形成于这一时期。《黄帝内经》之所以被称为中医学理论的源头,其最大的作用在于创立了一个全新的理论框架,可以将当时流行的不同的医学理论统一成一个整体,从而初步完成了中医学理论体系的构建。这一体系正是围绕着以五脏六腑为核心的藏象学理论而构建的,在当时作为社会主流思想的两汉经学在其中起到了关键作用。

一、两汉经学对藏象学的影响

在早期的各种学术思潮中,两汉经学思想(主要是今文经学思想)对中医藏象学发展的影响最大,其中最为重要与关键的有两点:其一是天人合一思想体系的确立;其二则是与阴阳五行思想的结合,正是这两点确立了中医藏象学理论的核心思想。而以《黄帝内经》和《难经》为代表的中医藏象学理论体系,也在很大程度上是参照了经学的理论而创建的,其中以董仲舒的《春秋繁露》为早期经学思想的集大成之作,也对藏象学的影响最为深远。

"天人合一"思想是两汉经学体系的理论基础,这一点也最终成为构建藏象学理论体系的核心观念之一。董仲舒创立的"天人合一"思想分为"天人相类"与"天人感应"两个层次,认为"天"是一切自然与社会合理性的本源与依据,同时也是人之所以成为人的本源与依据,人仿佛就是"天"的投影,人的形体、身躯、四肢、五脏也都是效仿"天"的产物。天具有无上的权威,天的意志决定着人类社会的命运,天与人可以相互沟通,但这种沟通并不是直接的,而是间接的,即通过"灾异"来体现。这一思想深刻影响着藏象学理论,为《内经》的"天人相应"学说确立了理论基础。

与阴阳五行思想神秘化结合也是经学思想的一个重要特征。董仲舒认为天的运行有其内在的规律,体现为阴阳分合运行。阴阳之道是宇宙和社会中的普遍规律,天"分为阴阳,判为四时,列为五行",阴阳与四季相配,四季又与五行相对,依照春生、夏长、秋收、冬藏的思路,阴阳五行被引申为从自然到社会乃至人伦道德等一切事物与现象。由此将阴阳五行抽象为一切事物运动与事物间关系的最高准则与终极依据。而在这将朴素的阴阳五行思想神秘化的过程中，董仲舒所构建的社会政治理论就获得了某种宇宙自然法则上的依据与支持，使其呈现出一种不可言说的神秘性的同时，也获得了某种不证自明的权威性。这种思维方法同样也一丝不差地被借用到藏象学理论体系的创建过程中，"四时五藏阴阳"的理论成为藏象学的主体与核心，这正是受到经学思想的深刻影响。

二、《黄帝内经》中的藏象学理论框架

两汉时期可能有多部专述理论的医书，很可惜大多已经亡佚了，而唯一流传下来的《黄帝内经》确立了中医学基本理论框架，成为后世中医学的理论源头。中医藏象学理论体系的构建，同样也是在《内经》中完成的。

"藏象"一词首见于《素问·六节藏象论》："帝曰：藏象何如？岐伯曰：心者，生之本，神之变也，其华在面，其充在血脉……。""藏"指藏于体内的内脏，包括"五藏""六府"以及其他脏器；"象"，则是表现于外的生理与病理现象，王冰注云："象，谓所见于外，可阅者也"。"象"在中国古人思想观念中占有非常重要的地位，是中国传统思维的基础与核心。"有诸内，必形于外"是古人普遍认同的观念，内在脏腑的生理活动与病理变化一定会在人体外部有所反映，即为藏象。张景岳释之曰："象，形象也，藏居于内，形见于外，故曰藏象。"古人认为人体外部表象的变化可以客观反映体内脏腑的机能变化，从而可以作为推断脏腑病变的依据，故《灵枢·本藏》曰："视其外应，以知其内藏，则知其所病矣。"

其实在《内经》完成之前，以阴阳五行学说为基础的藏象学理论模型，已经参照经学思想的理论框架建设完成了（以《春秋繁露》与《白虎通义》为代表），但这还只是一个空架子，缺少与医学相关的实际内容。而《内经》最重要的贡献，就是将医学实践长期积累的各种原始经验与知识（主要是对脏腑功能与特性的认识），经过精心选择与改造后，系统地整合到设计好的理论模型当中，最终完成藏象学理论体系的构建。

《黄帝内经》中所阐述的藏象学理论，在很大程度上是参照了经学的理论而创建的，以广泛运用五行生克思想为其主要学术特征。每一个自成系统的理论体系，都应可以寻找到一个处于核心地位的理论范式，这个范式是贯穿于体系内的所有理论当中的。《黄帝内经》藏象体系当然也存在这样一个范式，我们可以将之概括为"脏腑五行"理论模型。这一理论模型主要包括以

下几方面的内容：首先是以五行理论来规范脏腑，即五脏六腑均分属五行，甚至五脏的数目也是依据五行原则来确定的；其二，五脏平等，循环无端，处于完美和谐状态，并无任何一脏突出；其三，受董仲舒的"天人相应"学说理论影响，五脏六腑的运动变化规律与天地五行的变化同步，有时是在四时的变化上表现非常明显；其四，五行之间的生克乘侮规律，在五脏之间也同样有效，且广泛运用于各种理论，甚至影响到病机学、治则学等多方面的内容。

在两汉时期，以阴阳五行学说为理论基础的经学是当时的显学，《内经》将阴阳五行理论系统引入到医学领域内，成为分析人体生理功能、病理变化，以及指导临床诊断和治疗的重要理论基础。中医学通过阴阳五行学说建立起人体正常生理活动的理论模型，通过阴阳五行相互依存与制约的和谐统一，最终实现人体的健康。阴阳五行学说与脏腑理论的神秘化结合，是经学思想参与医学理论创造的具体体现，也是构成《内经》经络学、藏象学理论体系的框架，对藏象学理论体系的构建具有非常重要的意义。

阴阳五行学说包括阴阳与五行两方面的内容，其中五行学说对构建藏象学理论体系的影响更大。《内经》认为，虽然五脏六腑都各自有其独特的生理功能，但在机体的生命活动中，脏、腑及各器官、组织、形体诸窍之间，是相互结合、相互协调的。藏象学以五脏为主体，运用五行理论的组织原则，将六腑、五体、五官、九窍、四肢百骸等联系成有机的整体。五脏则代表着人体的五个系统，人体的所有组织、器官都可以包括在这五个系统之中。《内经》将五行与五脏相匹配：以木配肝、火配心、土配脾、金配肺、水配肾，而其他如六腑、五体、五窍、五华、五志、五声等人体组织器官与生理功能同样依次匹配。五行的相生相克关系也同样体现在人体功能活动上，五脏之间相互制约，若某一脏出现病变，五行中的一行太过或不及，则会使制约超过正常限度，导致其他脏腑的疾病，同样通过对其他脏腑的调整也可以起到对病变脏腑调整治疗的作用，这一思想在《内经》中则体现为"亢则害，承乃制"，即"虚者补其母，实则泻其子"等治疗原则。不仅如此，中医学还认为人与自然界保持着高度的统一性，藏象学又运用五行学说将自然界的方位、季节、气候等与人体五脏功能系统密切联系，勾画了一个内外相应的整体脏腑模式。《内经》通过五行归类，运用五行学说来推求人体脏腑之间、脏腑与生命之间以及脏腑与体外自然界的同类相应，五行生克和相生关系。中医学基于"天人相应"的观念，认为可以通过天地五行之气的盛衰变化来推知人体五脏之气的盛衰变化，从而对疾病的发生与变化趋势作出相应的判断。由此形成了相应的生理、病因、病机、诊断、治疗、养生等理论。

"四时五脏阴阳"理论是《内经》藏象学的主体与核心内容。概括起来这一理论模型主要包括以下几个方面的内容：首先，是以五行理论来规范脏腑，即五脏六腑均分属五行，而五行与五季相结合，又使人体的五脏与自然界的天象、物候变化联系在一起，实现了"天"与"人"的完美结合；其次，五行与五季结合为五脏生理功能与特性的归纳起到了重要的导向作用，并提供了保证其合理性的终极依据，五行思想的引入，使体现功能的"象"提高到理论的中心地位，而实际的解剖结构则被模糊化了；第三，五脏六腑的运动变化规律与天地五行的变化同步，尤其是在四时的变化上表现非常明显，人需要调整自己以顺应自然界的变化，否则就会出现病变，这也是"天人相应"思想在医学上的具体表现；第四，与自然界的四季循环相似，五脏间也同样是平等的，循环无端，处于完美和谐状态，并无任何一脏突出，虽有"心为五藏六府大主"之说，但实际上这在"四时五脏阴阳"理论中没有丝毫的体现。以上几点构成《内经》藏象学体系的核心观念，甚至一直到两宋时期，始终处于中医学理论的主流与中心地位。

阴阳学说在藏象学中同样占有不可替代的地位。《内经》认为，世界上任何相互关联的事物与现象，都可以用阴阳来概括，就人体本身来说，背为阳，腹为阴；表为阳，里为阴；六腑为阳，五脏为阴；气为阳，血为阴；就病证来说则有热为阳，寒为阴；实为阳，虚为阴；病机上则有"重阳必阴""重阴必阳"；总之，"阴阳者，天地之道也，万物之纲纪，变化之父母，生杀之本始，神明之府也"，是天地万物之至理。《内经》中阴阳的概念颇为复杂，在不同的地方有着不同的涵义与用法，归纳起来主要有以下几个方面的内容：其一，阴阳是无形之气与有形之质的抽象表述，如气与血、卫与营、脏与腑、清与浊、阳气与阴精等；其二，阴阳代表了事物不同的特性，包括寒热、水火、虚实、上下等；其三，阴阳是对形神关系的代称，如"阴平阳秘，精神乃治，阴阳离决，精气乃绝"；其四，阴阳是通过"四时"的概念与五行联系在一起，如"春夏养阳，秋冬养阴"等。四种用法交错使用，其中第一种最为重要，后世无数重要的思想都是以此为基础发展起来的。

关于脏腑的阴阳属性，《内经》中也有所论及，但相较于脏腑的五行属性来说，阴阳属性的划分就显得比较粗糙了。《内经》中首先脏腑区分阴阳，"言人身之脏腑中阴阳。则藏者为阴，府者为阳。肝心脾肺肾五藏，皆为阴。胆胃大肠小肠膀胱三焦六府，皆为阳。"（《素问·金匮真言论》）。这一理论又与手足三阴三阳十二经脉学说相结合，构成了经络学说的主体框架。具体到五脏的范围之内，《内经》同样也对诸脏区分了阴阳属性，有"二阳三阴""一水二火"等多种学说。这几种学说虽然各不相同，但都有一个特点，即只在五脏之间区分阴阳，只是一种特定的解释，并无多少实用价值；而真正在一脏之内区分阴阳（如心阴、心阳，肾阴、肾阳之类），并将之与盛衰虚实结合起来运用到临床中的，则始于金元，直至明清之后才广为流行的。

三、对脏腑功能与特性的认识

脏腑的生理功能与特性，是中医藏象学中最为重要的内容，参照经学思想建设完成的藏象学理论框架，只有在与医学实践中总结的脏腑功能与特性相结合后，才能真正成为医学的理论，否则只能停留在哲学的层次。而这两者的最终结合，正是在《内经》中得以实现的。

古人对脏腑生理功能与特性的认识，来源是非常复杂的。有一些功能来源于先秦时流传下来的认识，这其中最重要的就是"心主神明"理论，这是中医学最早认识到的脏腑功能。另一些功能显然是解剖学带来的直观认识，如心主血脉，通过解剖可以很容易发现心脏与大血管相连，血液在血管中流动，因而血脉就归心来管辖。其余如肺司呼吸、肝藏血、胃主受纳等，这些解剖学的认识通常只是创建理论的灵感来源，要经过归纳、转换、引申等改造过程才能最终定型。如肺主气的功能，这显然是以肺司呼吸的功能为认识基础的，然而若仅只依据解剖学的发现，则只能认识到"肺主呼吸之气"或"肺主胸中之气"。若将之推广到肺主全身之气，仅凭解剖学知识是不够的，这很可能需要从临床实践的积累中获得经验，并且也有一定的思辨成分参与其中。

临床实践的发现，是认识脏腑功能的第三个来源。古代医者们经过长时间的医疗实践活动，认识到一些重要的脏腑功能，并将其依次归纳到五脏系统之中。古人通过临床实践认识脏腑主要是通过外在的"象"来反推内在的"藏"。《素问·玉机真藏论》曰："善者不可得见，恶者可见。"这是反推人体脏腑功能的重要方法。正常的生理功能是很难被人们注意到的，然而一旦发生病变，受到影响部分的异常就立刻凸显出来了。这种方法在《内经》中非常重要，《内经》中对很多藏象学理论并没有进行很好的归纳，但后世医者归纳的脏腑功能在《内经》中均能找到其渊源，只是其在《内经》中并不表现为藏象理论，而以症状、病机、治则等理论形式出现，而后这些内容被抽提出来，经过理论思辨的改造后，归纳为藏象学的理论形式而被纳入到藏象理论中。如《素问·藏气法时论》曰："肾病者……喘咳……"；《素问·逆调论》曰："肾者水藏……主卧与喘也"；《灵枢·经脉》曰："肾，足少阳之脉……是动则病饥不欲食……喝喝而喘"。这些都是对肾病与喘的相关认识，是临床实践得来的经验，在后世与肾主闭藏的理论结合，被总结为"肾主纳气"的藏象理论。与此相类，肝主疏泄的功能在《内经》中也并无明确记载，但在病机与治则中却可找到其根源，《素问·生气通天论》曰："阳气者，大怒则形气绝，而血菀于上，使人薄厥"；《素问·六元正纪大论》曰："木郁达之"；《素问·宝命全形论》曰："土得木而达"。"木"与"怒"均归属于肝，后世肝主疏泄之说就是从此发展而来。

四、"象"的思想与中医藏象学理论构建

讨论至此，还有一个重要的问题没有解决，即这些看似各自独立的功能是如何被整合在同一个体系之中的？对比中西医学对生理功能的描述，发现两者在组织结构与内容形式上均有很大的不同。虽然两者都是以实践经验总结为基础的，西医学是严格地遵守器官结构与功能一一对应的原则，以系统解剖学为基础与出发点来认识与丰富其生理学的内容；中医学则是首先参照阴阳五行学说建立了脏腑体系框架，然后将从实践经验中总结出的与生理功能有关的内容，提炼并改造为适合藏象学的理论形式，按照理论的来源、特征与形式的不同，分门别类依次填充到既有的脏腑框架当中去。脏腑框架是先验决定的，生理功能来源于后天经验，两者必然存在着巨大的差距与矛盾，因而必须要有一个连通两者的中介，这个中介就是"象"。

在藏象学理论体系的构建过程中，先天的框架与后天的经验均被抽象为"象"的形式，再经思辨方法的改造，两者的差距很轻易地就被弥合了，一个完整而精巧的藏象学理论框架就此被创建出来。在理论体系中，"象"成为理论的中心，解剖实体的"藏"被彻底边缘化，在临床应用时，"象"被重新还原为病机、证候与治则等可供实用理论形式，进而实现其指导临床的作用。

总的来讲，由于中国古代缺少形式逻辑的传统，因而中医学的理论形式实际上更接近于西方科学中所谓的"唯象理论"，即力图最大限度地与现象相拟合，而并不特别深究对理论的解释。近代以来，人们研究藏象学时，多把"藏象"的内容分为"藏"与"象"两个层次，这实际在某种程度上是对古人的误解。在古人的思想中，内藏的"藏"与外显的"象"实为一体，并无分别。人们在谈论"五藏"之时，其实既非指深藏体内的解剖脏器，也非指显露于外的各种表象，而是由两者抽象而出的，更高层的"象"。这里的"象"不仅指现象，而更多地具有意象与法象的涵义。因此，与建立在科学实

验基础上的西医学生理学不同，中医学的藏象学理论，除了是古人对人体的认识，还包含有某种方法或工具的意味，一方面将临床实践得来的经验与知识进行系统总结，使之规范化、体系化；另一方面也以"象"为工具，借以将自身对于医学的经验与体悟传达给后世医者。藏象学的这种作用类似于指月亮的手指，看到月亮是最终的目标，但没有看到月亮时，还是必须依赖手指的指引。藏象学理论，正是指向中医临床的一根手指，在中医学的传承与发展中，起着不可替代的关键作用。

第十五章　宋明理学与中医藏象学理论范式的转型

在中医学发展的历史上，金元时期是一个变革与创新的时代，影响极为深远。金元时期的医学成就也是多方面的，藏象学新思想的出现及其理论范式的转型，则是其中影响最为深远的一个方面。

与大多数中医学理论相同，藏象学理论体系最初的构建也是在《黄帝内经》中完成的。自两汉之后，《内经》所开创的以五行学说为基础、以五脏中心论为核心的藏象学理论体系大行其道，占据了中医学的主流统治地位，这种情况从汉末一直延续到两宋时期，此间藏象学一直平稳发展，突出建树不多，并且由于其理论的过度成熟而变得日趋保守僵化。到了金元时期，保守僵化的五行藏象体系影响力逐渐降低，不再占据主流地位，以四大家为代表的金元医家一扫唐宋以来因循守旧的暮气，大胆探索新的思想，在宋代理学思想的影响下，新的理论与学说层出不穷，尤其是其中的阴阳太极学说成为新藏象体系的理论基础，命门、相火、元气等新概念逐步走进藏象学关注的中心视野，成为金元医家争相讨论的热门话题，最终导致了藏象学理论范式的转型。

一、《黄帝内经》藏象学理论体系的成熟与僵化

自汉末至两宋的这上千年的时间里，在中医藏象学领域内并没有出现多少新的理论突破，但并不能说在藏象学的发展历史上这段时间可以被忽略掉，恰恰相反，藏象学正是在这一时期完成了一项重大的转变，并最终走向成熟，成为中医学理论大厦的基石。这项转变就是藏象学理论体系对中医学其他理论的全面规范与改造。

藏象学理论最初萌芽于《管子》与《吕氏春秋》当中，此后又被两汉经学思想所吸纳，为其天人合一的思想寻找依据。整个过程主要是学者通过哲学思辨来设计并构建，和医学临床是基本脱节的。这一点在各种早期医学文献，如马王堆医书或淳于意诊籍等均能体会到。在《内经》与《难经》中，医学界才开始将哲学界的藏象理论引入到医学理论当中，初步构建成一整套完整而系统的藏象学理论体系。由此我们可以认识到，藏象学并非旧有的医

学思想的总结，而是秦汉之后才从哲学界移植来的理论创新，因此，传统的经验与新生的理论如何紧密结合而不产生矛盾，就是一个必须解决的问题。

解决问题的方法只有一个，那就是运用藏象学对中医学其他理论进行全面的规范与改造。这一工作其实从《神农本草经》就已经开始了，书中完全以五脏功能的虚实盛衰来规范药物的功效主治；《金匮要略》与《中藏经》将脏腑概念正式引入到辨证论治当中；《脉经》大力推广寸关尺分候脏腑的理论，使藏象学与诊断学紧密结合；《诸病源候论》则大量运用五脏生克的理论来解释病候，成功地将"五行藏象"学说引入病机学理论；《千金要方》首创"以藏类方"的方法，使藏象学成为疾病诊治的规范与导向；钱乙与刘完素将藏象理论引入到治则学当中，由此最终完成了藏象学对中医学的改造工作，由《内经》所开创的五行藏象体系成为中医学最终的理论基础，其余所有的理论都是在五行藏象体系的规范与导向内逐步发展起来。以五行藏象为核心的藏象学理论体系，在唐宋时期也达到了其最成熟的巅峰。

理论的僵化是伴随着其过度成熟而出现的。唐代孙思邈的《千金方》是对早期医学思想最为重要的一次系统总结，藏象、病因、病机、诊断、证候、治则、方药等中医各个领域的理论都被有机地结合了起来，形成了一个成熟且完整的中医学理论体系。成熟的理论体系固然极大地方便了学习与实践，但从另一方面讲也同样大大降低了继续探索与创新的欲望。这一时期，人们的关注点开始转向对各种方剂与药物的搜集，大型方书与本草著作不断涌现，而医学理论则由于缺乏创新而逐渐流于形式，被不假思索地转抄照搬，或牵强附会的随意运用。

《内经》藏象体系中最重要的成果是将源自经学的先验框架与医学实践得来的经验完美地结合在一起，但很可惜这一正确的方向在魏晋隋唐时期并没有得到足够的重视。这一时期的医者们普遍更迷恋于对精巧完美的先验框架进行阐发，而对其如何与实践经验相结合却多有忽视，这就出现了诸如力图以五行生克思想解释一切医学现象的倾向。研究这一时期的历史，可以很容易地发现，虽然五行藏象体系的适用范围日渐扩大，但其实际的临床实用性却逐渐被削弱，这种理论与实践分离的现象日趋明显，直至最终出现如《局方》这样，完全舍弃理论而单纯强调方证对应的方法与思路，成为了医学发展主导的现象。理论出现如此的僵化与衰落，推倒重建已经成为一种无法回避的选择。

到了北宋后期，随着宋朝政治制度的日渐腐朽，其过度成熟的医事制度也严重阻碍了创新，此时的中医学就变得日趋保守僵化，在医学理论上，陈陈相因，人云亦云；临床上，墨守成规，不知变通，医药事业如一潭死水，毫无生气。迨至北方金国兴起，战乱频繁，连年灾荒，疾疫丛生，迫切需要医药事业的发展与变革。北宋政府灭亡后，来自官方的僵化保守思想与垄断势力也随之消失了，民间医者再度活跃起来，而宋代理学思想的兴起，为思想界吹来了新风，也为中医学的变革提供了更加有利的理论武器。金代的刘完素与张元素首先响应时代的号召，通过临床实践，揭开陈腐俗套的弊端，开创一条新路，为革新的先锋代表。此后诞生了以"四大家"为代表的一大批金元医家，整个局面焕然一新。随着中医学术发展进入了变革与创新的时代，藏象学也摆脱了"五行藏象"模式的束缚，开始了其理论范式的根本性转型。

二、新思想出现的条件与机遇

金元时期是中医学术发展的转型期，新的思想之所以在这一时期出现，首先是学术发展的需要。自宋代之后，《内经》开创的以五藏中心论为核心内容的藏象学理论体系变得日趋僵化保守，流于形式，理论发展的停滞不前，直接影响了对临床实践的指导，整个医界因循守旧、不思进取之风盛行。到了金元时期，战乱频繁，连年灾荒，疾疫丛生，这在客观上产生对医药事业发展与变革的迫切需要，其中理论的变革尤其重要。

医学理论发展中最为突出的问题就是要寻找新的理论工具。我们知道《内经》的五行藏象学体系实际上是受到两汉经学的启发而被创造出来的，也借由经学的学术中心地位而获得了某种不证自明的真理性，因此藏象学的发展首先要依赖新的思想工具对经学的突破，而新工具是北宋时期出现的理学思想。宋代理学的出现源于对僵化保守的汉唐经学的突破，汉儒治经，偏于注解，名物训诂；唐儒治经，上承汉儒，依注作疏，笃守"疏不破注"的原则，不仅以"疑经"为背道，而且以"破注"为非法，因而千年以来，儒学传承陈陈相因，千篇一律，严重束缚着思想，扼杀了自由创造的思想。经过社会的不断发展与变迁，汉代的经学思想已经难以适应经世济用的需要，力图弥合这种体与用的分离与矛盾，正是宋代理学思想发展的原动力之一。

藏象学理论在金元时期出现转型，与医生个人素质的提高也有很大的关系。在宋代以前医者多以世代为医的职业医生为主，获取知识的来源多为其先辈口传心授，或自己的临床经验，这就带有很大的局限性。自宋代以后，印刷术广泛流行起来，使知识的迅速传播成为可能，理学思想在全社会范围内得到相当程度的普及。而北宋的林亿校正古代医书，作为古代医学知识的一次系统总结，也使医学理论得以广泛传播。因此，金元医家在个人的修养与素质上普遍高于前代。此外，宋代之后，随着社会等级观念的淡化，医生的社会地位逐步提升，北宋名相范仲淹就曾有"不为良相，则为良医"的名言。尤其是有一类特别的儒者另辟蹊径，将医学当作儒家格物致知的实践之一，希望由医学入手修心进而提高自己的儒学修养，最终达到经世济民之目的。此类医家在金元之后也不在少数，以朱丹溪"援儒入医"为代表。大量儒生进入医学领域，儒者多兼通医道，医者多通儒理，儒学与医学相互影响，相互渗透，客观上为理学思想对医学理论的改造创造了必要的条件与机遇。

理学思想的渊源，可以远溯至唐代的韩愈、柳宗元，但其真正发轫却是始于北宋初年的大思想家周敦颐，至熙宁年间，以邵雍、张载、二程等人为代表，一大批理学家不断涌现，各自创立新说，标志着理学思想的成熟。然而，此时的理学思想只是文人士大夫之间的思想碰撞，既没有得到官方政府的重视，也没有真正流传至民间，因而对此时的医学也谈不上什么影响。迨至金国兴起，北宋灭亡，来自官方的僵化保守思想与垄断势力也随之消失了，新思想的影响也在北方逐渐扩大。以刘完素、张元素、李东垣等人为代表的民间医家再度活跃，在理学思想的启迪下，通过临床实践，揭开陈腐俗套的弊端，开创一条新路，成为革新的先锋代表。在南方的南宋王朝，虽然理学传承不绝，而且产生了朱熹这位集大成的思想家，但是由于政府对思想的控制仍然严格，理学思想仍然处于边缘化的地位，直至元朝灭宋后，才得以改变。朱丹溪以朱熹五代弟子的身份，转攻医学，正式"援儒入医"，自觉或不自觉地将大量的理学内容引入到医学领域，成为金元医学的集大成者，也最终完成了藏象学理论形态的转型，为明代藏象学的发展奠定了坚实的基础。

三、理学思想与观念对藏象学的影响

新的藏象学思想是在宋明理学的大背景中诞生的，尤其是朱熹的"理学"思想、张载的"气学"、周敦颐的"太极"理论亦即邵雍对"先天"思想的重视，都是其主要理论基础，而宋代易学的复兴，甚至包括道教学术的新发展，都为命门理论的诞生提供了充足的养料。与五行藏象体系相比较，宋明理学与两汉经学之间的差异也同样体现在医学领域。

首先，与汉儒宏阔不羁的思想相比，宋儒比较务实，大多已经放弃了两汉流行构建宏大的、无所不包的普适性理论体系梦想，转而追求发现理论中某一点的核心价值。如二程与朱熹论"理"，张载论"气"，陆九渊论"心性"，周敦颐论"太极"等，各执一端，自成体系。因此，受理学的影响，此时的医家谈论藏象，总喜欢针对某一个主要问题出发，引申出其理论体系，又因个人学识、经历、见解的不同，各家分流也自此而始。故《四库全书总目提要》曰："儒之门户分于宋，医之门户分于金元。"

在藏象学领域内，这一传统始于李东垣的脾胃学说。在宋代之前的医学典籍中，但凡专论藏象的章节，基本上都是采取五脏综述的方法，五脏平等，循环无端，并无任何一脏突出，这充分显示了汉代经学构建宏大的、无所不包的普适性理论体系的思想倾向。而李东垣在其代表著作《脾胃论》当中，首次打破常规，不再综述五脏，而是将"土为万物之母"的哲学理论也引入到医学当中，提出"内伤脾胃，百病由生"的论点，以脾胃为中心，重点讨论内伤病的问题，其余诸脏多被忽略，这就很像宋儒们处理问题的方式。自李东垣之后，这种专论一脏的方法得到广泛的流行，五脏的中心地位被逐步弱化，而且藏象学的内容也不再局限于五脏六腑，命门、相火、元气等概念逐步走进藏象学关注的中心视野之内，为明清时期藏象学的多元化发展奠定了基础。

其次，宋代理学对阴阳太极思想的重视也对藏象学的转型有着重大的影响。宋学与汉学的另一个主要区别，是五行理论逐渐被淡化，阴阳太极学说则大行其道。宋代理学的发轫，是以对易学的重新认识为开端的。魏晋隋唐之际，佛教思想泛滥，儒学逐渐式微，原因有多方面，其中有一点是对宇宙本源的解释上，佛学中四大、四劫、三界六道、大千世界等精巧的宇宙论思想完全压倒了过度重视世俗伦理的儒家，比较而言，汉代经学确立的以五行万物归类为最终依据的宇宙论模型，则显得过于死板且缺乏变化。因此，宋代儒学的复兴，沿着"出入于释老"而"反求诸六经"的三教合一思路，从道家思想中重新发现了易学的价值，通过对河图、洛书、太极图、先天图等道家神秘主义图式的重新解读，以哲学思辨的方式创造出理学自身的宇宙论结构。在宋代理学的宇宙论解释中，阴阳太极思想占据极为重要的地位，是理学宇宙论的核心观念之一。如周敦颐在《太极图说》中论述曰："无极而太极，太极动而生阳，动极复静，静而生阴，静极复动。一动一静，互为其根；分阴分阳，两仪立焉，阳变阴合，而生水火木金土，五气顺布，四时行焉。五行一阴阳也，阴阳一太极也，太极本无极也。五行之生也，各一其性。无极之真，二五之精，妙合而凝。乾道成男，坤道成女。二气交感，万物化生，万物生生而变化无穷焉。"（《太极图说》）

在这里周敦颐构建了一个生动的宇宙生成图式，"无极"资于"太极"的"动静"而有"阴阳"两仪，"阴阳"相互作用产生"五行"，而后两者相合，"乾道成男，坤道成女"，最终化生万物。如此则构成"无极"—"太极"—"阴阳"—"五行"—"乾坤"—"万物"的宇宙论结构，其中

"阴阳"是作为宇宙本原太极（或无极）化生天地万物的乾坤，其重要性甚至超过了虚悬于其上的"太极"。不只是周敦颐，包括张载的气学、二程与朱熹的理学等，"阴阳"都在其理论体系中占有极为重要的地位，相比之下，汉代倍加重视的五行学说，则被搁置一旁，乏人问津。

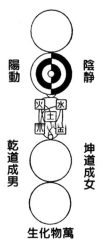

周敦颐太极图

这一点变化对藏象学领域的影响非常深远。在宋代之前的藏象学，五行学说占有绝对的主导地位，阴阳学说的重要性则并不突出。人们论及藏象之阴阳时，要么是以脏腑分阴阳，即脏为阴、腑为阳；要么就是五脏之内分阴阳，即如一水二火（肝、心为阳，肾为阴）、二阳三阴（肺、心为阳，肝、脾、肾为阴）之类的内容，是一种特定的解释，并无多少实用价值。而一脏之内再分阴阳（如心阴、心阳，肾阴、肾阳之类），并将之与脏气盛衰虚实结合起来运用到临床中，则是在金元之后才逐渐出现，这明显是受到宋明理学阴阳太极思想的影响与启发。

首先取得突破的是刘完素与张元素。刘完素把《内经》中五运六气"君火以明，相火以位"的君火与相火引入到人体藏象当中，以心为君火，命门为相火，首创命门相火说。如此，则有"右肾属火不属水"，这是首次在一脏之内区分"水""火"不同的性质，是后世"肾阳"的最早表述，开"阴阳太极藏象"理论之先河。易水学派的创立者张元素在同一时期也论及命门相火，并进一步将之与"元气"联系起来，大大增加了命门的重要性。刘完素与张元素两人的命门相火论主要是从道家思想中获得的灵感，这与当时社会阴阳学说被普遍重视有关。此后阴阳学说在藏象学中的地位越来越重要，被众多医家争相采用，如李东垣的"火与元气不两立"理论与"内伤阴火"论等，均明显是受到了阴阳学说的启发，王好古《阴证略例》中重视脏腑虚损，罗天益《卫生宝鉴》独辟三焦辨治等，也都同样可以看作对"阴阳太极藏象"理论的一种早期探索。朱丹溪可以被看作是"阴阳太极藏象"理论的开创者，他在"援儒入医"后，将大量的理学内容引入到医学领域，提出"人身各有一太极"的思想，其理论具有很鲜明的哲学色彩。例如在他对"君火""相火"的论述中，可以很明显地感受朱熹"天理""人欲"思想的影子。朱丹溪对藏象学的贡献主要是相火论、阳有余阴不足论和脏腑阴阳升降学说等学说，非常明确地把阴阳太极思想作为其理论的核心，也为明代命门学说的大发展提供了思路。

"先天"与"后天"的区分，在宋代理学中也是一个非常重要的思想。

北宋大儒邵雍首创先天之学，以数字符号表示宇宙生成和发展的架构，形成一个数学化的纯形式的先验体系。所谓"先天之学，心法也，故图皆自中起，万化万事，生乎心也……盖天地万物之理，尽在其中矣。"（《皇极经世绪言·先天象数第二》）由此，"先天"与"后天"的观念成为理学思想的重要组成部分。"先天""后天"思想对中医学理论的发展具有重要的意义，两者的区分虽然在《内经》中有一些思想的萌芽，但直至金元以后，医家在理学的影响下才对先、后天的理论进行了充分地阐发。李东垣首创脾胃为元气之本的理论，并就先天元气和胃气间的关系进行了阐述，此后"元气"的概念，借由理学对"先天"思想的重视而兴盛起来，成为金元医家讨论的中心话题之一。随后，命门、肾、脾诸藏也纷纷引入先后天的概念，成为藏象学新的发展方向，直接启发了明代医家对先天之本与后天之本的概括和论述。

此外，宋明理学对宇宙和世界本原问题执着地探索，也对藏象学的发展产生不可忽视的影响。尤其是明代之后的医家们，在理学思想的影响下，也开始了对人体生命本源的追问，在探讨人体阴阳水火互根互用关系的问题之后，更借太极而言人体先天，将太极和命门相联系，构建了一个比五脏六腑更高层次的藏象体系，完成对《内经》藏象理论的根本突破。

四、金元时期藏象学体系的基本框架与理论范式

金元时期在中医藏象学发展的历史上，有着非常重要而独特的地位，在这一时期，藏象学理论的形态与范式完成了第一次根本性的转型，以两汉经学为理论基础的"五行藏象"体系开始衰落，而以宋明理学为理论基础的"阴阳太极藏象"学说逐渐盛行。这一转变始自刘完素开创的命门相火理论，经过张元素、张子和、李东垣、王好古、罗天益等人的发展，至元代医家朱丹溪集新思想之大成，非常明确地把阴阳思想作为其理论的核心，而朱丹溪本人也可以被看作是理论范式完成根本性转型的标志。

金元时期理论范式的转型，在藏象学的发展历史上有着非常重要的意义，主要体现在两个方面：首先，新思想的出现标志着理论向临床实践回归。早期的藏象理论体系在隋唐以后由于其过度成熟而逐步走向僵化，尤其到了两宋时期，理论与实践的脱节日趋严重，医学理论则流于形式，被普遍忽视。金元时期新思想最突出的特征，正是追求理论向临床实践回归，突破了精巧而又死板的五行藏象先验框架的桎梏，直接从临床实践经验出发总结藏象学理论，重新发现藏象学的价值。其次，理论转型开拓了中医学的视野。随着阴阳太极藏象体系的出现，阴阳、命门、元气、相火等新的概念和理论被逐步发展起来。这些名词虽然都可以在《内经》与《难经》当中找到出处，但

在金元之后被赋予了全新的意义，建立了全新的理论。由此，除五行藏象体系外，又出现了一种全新的阴阳太极藏象体系，为中医学理论发展开拓了一片新的领域，也为明清时期中医藏象学理论的多元化发展创造了条件。

金元时期之后的藏象学理论不同于形成于《内经》的五行藏象体系，是经过自金至清的数百年间，几十位医家的摸索与探讨后，逐渐形成的一种共识。在这其中，由于医家与流派的不同，形成了许多种相关或不相关的思想与学说，总的归纳起来，主要包括以下三个方面：即对人体阴阳的认识，对人体五脏的重新定位，以及关于命门、胞宫等新脏腑的理论。这些理论尽管形式与内容各不相同，但都秉承了一个共同的特点，即均以宋明理学作为其理论基础，而且对理学中阴阳太极思想格外重视，这就保证了在理论体系中从头具有一个处于核心地位的理论范式贯穿于所有理论，从而使各家理论间具有较好的可通约性以及能够基本实现体系内的相容与自洽。这一点在两种藏象理论体系间相互比较时，表现得特别明显。

金元时期之后的藏象学理论是以宋明理学为其主要理论基础的，尤其以朱熹的"理学"思想、张载的"气学"、周敦颐的"太极"理论等为代表，而宋代易学的复兴，甚至包括道教学术的新发展，都为其提供了充足的养料。其中以周敦颐所创造的"太极图"模式最具代表性，金元之后的藏象学理论在很大程度上就是类比这一框架来设计的。几个主要的元素如太极（无极）、阴阳、五行、万物，在其中都可以找到其相应的对象。参照无极或太极的模型，在人体即为元气与命门之属，由先天元气一分为二则成真阴、真阳，而后阴阳动静相生又化生五脏，阴阳与五脏相合则共同组成人体。这一框架即为明清时期藏象学理论对人体的基本认识，各家理论虽在细微之处各有侧重与不同，但总的来讲都是以这一基本框架为基础构建的。

金元时期之后藏象学理论的理论范式，可以将之概括为"命门阴阳"理论模型，包括以下几方面的内容：其一，新思想打破五脏间的平衡关系，针对某一问题，建立某一脏腑的主导地位其他脏腑围绕其重新确定关系，这一特征最典型的例子就是李东垣的《脾胃论》。这一改变具体表现为对两宋以前盛行的五行藏象体系先验框架的忽视与破坏，虽导致理论的普适性下降，但与临床实践的联系更加紧密，更符合医学本身所追求的目标。其二，阴阳太极学说在理论构架中占有主导地位，人体中的阴精与阳气受到充分重视。而且，在金元时期出现了在同一脏腑内部划分阴阳的趋向，这一趋向首先表现为对命门与肝肾（相火）阴阳水火性质的讨论，最终在明代以后扩展为所有涵盖脏腑的普适性方法。阴阳的盛衰、消长、变化及其相互转化成为医家争相讨论的重点内容，同时"先天"与"后天"等哲学概念也被引入到藏象学当中来，被广泛运用于解释疾病与指导治疗。第三，《难经》中命门概念被发展起来，与道教中的"丹田"理论及周敦颐的"太极"学说相结合，与元气、相火等理论相结合，成为新理论体系的核心内容。这一思想在明代又得到进一步发展，从而最终完成了对五行藏象体系的根本性超越。

五、现代中医学对藏象学的继承

藏象学作为一个学科实际上是现代的概念，在新中国成立后各大中医院校的教材中，大多是作为《中医基础理论》中的一部分来学习的。然而，与其他所有学科一样，现代教材中的"中医藏象学"也是从历史中继承而来的，是对历代藏象学相关内容系统化地提炼与总结，同时也不可避免带有时代的特征。

《黄帝内经》的五行藏象学体系与金元之后藏象学理论是在历史上存在过的两种主要藏象模型，现代中医藏象学正是同时受到这两种模型的影响，即在理论的表现形式上主要继承了"五行藏象"的内容，而在其内在精神上，则深受"命门阴阳"理论模型的影响，是二者综合的结果。

"五行藏象"与"命门阴阳"两种模型的逐渐融合，早在明代后期就已经开始了。以命门学说为代表的新藏象学，在明代医家充分发展成熟之后，却遇到了一个意想不到的困难，即由于命门、三焦、相火、真阴真阳等概念是"命门阴阳"模型中的主要内容，这些内容或多或少都和"先天"的概念有一定关系，在人体内都一定程度上具有无形、无位的性质，故理论思辨的成分较多而与临床实践脱离较远。由于命门、相火、真阴真阳等概念最早均是由肾的功能脱胎而来，为解决这一难题，如"命门火衰""真阴不足"等病证责之于肾成为唯一可行的选择。如以张仲景的六味、八味地黄丸来调理真阴真阳之病证，早在薛己的《明医杂著》与赵献可的《医贯》中就已应用，这实际上等于是承认了肾中之阴阳即为真阴、真阳，而张景岳立左、右归丸方，也是通过调理肾脏来解决命门的问题。自李中梓提出"肾为先天之本"代表着肾命合一成为主流思想，至清代后肾也就逐渐取代了命门的功能，而命门则成为寄藏在肾中的一个附庸。

20世纪50年代，现代中医院校教育之初是并无藏象学的内容的，主要是以对《内经》的学习来代替中医基础理论教材。因此，《内经》的理论也就成为现代中医学主要理论的来源与标准。20世纪80年代初编写的《中医基础理论》教材，也是以《内经》理论为基础，参考张景岳、李中梓等人的学说编写而成的。因此其在理论形式上，与《内经》一脉相承，均采用了五脏六腑学说作为其理论形式，将对命门的认识附在肾之后作为补充，即在理论的表现形式上主要继承了"五行藏象"的内容。然而，从另一个方面讲，现代中医藏象学在其思想内涵上则更多继承的是"命门阴阳"理论的精神，如对人体气血阴阳的重视，肾与脾的特殊地位等。并且，现代中医学在临床辨证时，首先考虑的是脏腑的气血阴阳虚实，而非其五行生克关系，说明虽然现代中医藏象学在形式上继承了五脏六腑体系，但真正自觉或不自觉地用来指导临床实践辨证论治的，仍然是来自"命门阴阳"的精神内涵。

第十六章　辨证的概念与辨证论治

辨证理论，作为中医学认识疾病、指导治疗的基本原则与方法，是中医学区别于西医学最重要的学术特征之一。广义的辨证理论可以认为是指中医学一切有关认识与分析疾病，并用于指导确立治疗原则的理论与方法。在中医学发展过程中，"辨证论治"作为一个概念正式提出，只有不过几十年的历史，然而作为用于分析疾病、指导治疗的辨证理论与方法却是古已有之，自《黄帝内经》始，直至当代，辨证理论的进步始终都是中医学发展的主线。

一、"辨证"概念的提出

"辨证"一词最早的源头可追溯到东汉·张仲景《伤寒杂病论》，其《伤寒论》与《金匮要略》中各篇均以"辨××病脉证并治"的格式为标题，是张仲景辨证论治思想观念的充分体现。然而在现代中医学中我们所熟悉的"辨证"概念则出现相对较晚，这一用法始见于明代，且用法并不固定，又称见证、凭证、因证等，词汇的选择较为随意，基本上没有形成固定用法的语言模式，其中"证"的涵义大致包括了证候、症状和疾病几种。

在20世纪50至60年代，随着各地中医院校的建立与教材编写工作的推进，以秦伯未、任应秋等为代表的老一辈中医学者们开始对中医学术理论展开系统的整理工作，才正式提出"辨证论治"的概念，而"证"的概念则主要是用以强调中医学把握疾病的"性质（本质）"的学术特征，辨别以八纲为基础的"病性"，则成为当时"辨证"的核心内容。此后，在国家统编的中医院校教材中，"辨证论治"被正式确定为中医学重要学术特征之一，如五版教材将"辨证"解释为："辨证，即将四诊（望、闻、问、切）收集到的资料、症状和体征，通过分析、综合判断，辨清疾病的原因、性质、部位，以及邪正之间的关系，概括、判定为某种性质的'证'①。"此后，随着中医学教材的多次修订及中医学理论研究的深入开展，从而最终形成了我们所熟悉的中医辨证理论。

由上可知，在中医学中"辨证"概念的确立，实际上是相当晚近的事，

---

① 印会河. 中医基础理论/统编五版教材［M］. 上海：上海科技出版社，1984.

而且最初提出"辨证"概念的初衷，在一定程度上是为说明中医有别于西医的学术特征，而在具体定义概念时，又不自觉地受到西医语境的影响（如"体征"等明显非中医词汇），因而，"辨证"与"证候"的概念在中医学理论中始终充满了争议与困惑。多年来，对于中医"证候"与"辨证"的研究始终热度不减，但取得的突破性进展却乏善可陈，这其中固然有多方面的原因，但必须承认，"辨证"概念本身的模糊不清，是影响中医学术发展的重要因素之一。

二、"证"与"症"的概念辨析

在辨析"辨证"概念之前，首先要简明白"证"与"症"的区别。受教材中对"辨证"解释的影响，我们对"证"与"症"二字的区别甚明，即"证"是指"证候"而言；"症"则是指"症状"。那么，这两个字在历史上的用法又如何呢？"证"为古文，即"證"字的简体字，《辞源》释为："病况。通'症'"。而《辞源》中将"症"字则释为："病征。古皆作'證'"。说明"证"与"症"二字在古文中涵义相近，常被不加区别的混用。然而，仔细品味二者的用法，在细微之处还是有所区别的。

以影印本《保幼新编》一书为例，全书共二万余字，"证（證）"与"症"二字均多次出现，其中"证"字出现有二十余次，"症"出现则多达三十余次。归纳起来，二字分别有如下几种不同的用法：①代指疾病名称，如暑伤诸症、热症、泻痢之症、雀目之证、龟背之证、脾痞之证等，这一类用法实际上均为疾病的病名，但不称"某某病"而称为"某某之症（证）"，此类用法"证"与"症"混用，并无区别。②作为代词，代指某一特定的疾病或患者的病情，如急症、危症、此症、诸证、危证等，"证"与"症"同样混用，难以区分。③症状，如胎肿、口疮等症、瘿瘤、马刀等症，其症面青白等，此用法专述某病所表现出的诸多症状，通常多用"症"字，而不用"证"。但有趣的是，今人所认为部分应当属于证候的名词，书中却仍用"症"字，如半阴半阳症、表症头痛等，这也是古今不同之处。④说明证候分型，如变生六证、惊有三证、搐有五证等，此类用法专为说明一病之中之证候分型，一般用"证"字，而不用"症"。综合以上分析，"证"与"症"二者的区别已非常明显："症"主要用于描述疾病的症状，而"证"则用于分析疾病的证候分型，而在疾病名称中两者又往往混用，不加区分。现代中医学对于"症"与"证"的区分也就据此而来。

"症（症状）"的概念较好理解，是指机体因发生疾病而表现出来的异常状态，包括患者自身的各种异常感受与医者观察到的各种异常外在表现。而"证（证候）"的概念则较为复杂，《说文解字》曰："告也"，《玉海》曰："验也"，即为证明或验证的意思。据前文分析，当用于分析疾病的证候分型时用"证"字，则"证"的涵义即为此分型的结果，如《保幼新编》中曰："惊有三证：急惊、慢惊、慢脾风也"。急惊、慢惊与慢脾风即为惊病所辨之三个"证"。"候"则不同于"证"，"候"在《辞源》释为："伺望"，即观察之意。如《保幼新编》曰："惊有八候：一搐、二搦、三掣、四颤、五反、六引、七窜、八视"。这"八候"不同于惊病所表现出的症状，而是指医者诊断惊病所应注意的诊察要点。由此我们可以得出结论："证"是中医临床用以概括疾病过程中不同阶段和不同类型病机（含病因、病位、病性、病势等）的诊断范畴，是对疾病不同证候类型划分的结果。"证候"则是证的外候，通常由一组相对固定的、有内在联系的、能揭示疾病某一阶段或某一类型病变本质的症状和体征构成，是医者诊断患者所属何证所必须掌握的一系列诊察要点。

三、"辨证"概念的内涵

"辨证"，即是认证、识证的过程。就是将医者通过中医四诊（望诊、闻诊、问诊、切诊）收集到患者的病史、症状等临床资料，结合藏象、经络、病因、病机、治则治法等中医学理论，运用相应的辨证方法，对患者一定阶段的病情进行综合分析与判断，明确疾病的病因、性质、部位、病机，以及患者当下的机体功能状态及邪正之间的关系等，是中医认识和处理疾病的基本原则与方法。《医学心悟·入门辨证诀》曰："凡看症之法，先辨内伤、外感，次辨表、里，得其大概，然后切脉、问症，与我心中符合，斯用药无有不当。"《类证治裁·自序》曰："司命之难也在识证，识证之难也在辨证，识其为阴为阳，为虚为实，为六淫，为七情，而不同揣合也。辨其在经在络，在腑在脏，在营卫，在筋骨，而非关臆度也。"

"辨证"作为一个概念的正式提出，只有几十年的历史，然而在中医学中，用于分析疾病、指导治疗的辨证理论与方法却是古已有之，其渊源可以上溯至《内经》。

在《黄帝内经》中虽然没有形成辨证论治体系，但其中有关脏腑经络、气血津液等描述正常人体生理功能的理论，六淫、七情、饮食劳倦等病因学说，邪正斗争、气机升降、阴阳失调的病机学说，望、闻、问、切四诊合参的诊断方法，以及治疗与组方用药的基本原则等，已为辨证论治体系的形成奠定了理论基础。在《素问·至真要大论》中总结了病机十九条，从脏腑病位、病因、病性等方面阐述了不同临床表现的病机归属，提示了治疗原则，并将之归纳为"审察病机"的原则，是对辨证论治最早的表述形式。书中记载了许多中医证候的名称及其临床表现与治疗原则，可看作辨证论治最早的应用。

东汉·张仲景在《伤寒杂病论》中，首先较为明确地提出了辨证论治的观念，明确了辨证论治的内涵。《伤寒论》与《金匮要略》分别创立了六经辨证论治体系和脏腑辨证论治体系，广泛运用了表、里、寒、热、虚、实、阴、阳、脏腑、气血等概念，以此作为辨证的基本内容，并针对不同病机和证候，采取相应的治疗原则和方药，为后世辨证论治的发展奠定了坚实的基础。

此后历代医家又从不同角度大大丰富和发展了辨证论治的内容，如《中藏经》对脏腑病机的发展，《诸病源候论》创立病候理论，宋·陈言对病因学说的发展，金·刘河间对六气病机学说的发展，元·朱丹溪对气血痰瘀理论的发展，以及随着清代温病学说的形成发展，叶天士创立卫气营血辨证，吴鞠通提出三焦辨证等。还有的医家就辨证论治理论在内、外、妇、儿等临床学科中的运用作了专门的阐述，使辨证论治体系更臻完善。

四、辨证与辨病

"病"即疾病，是指在六淫、七情、外伤等致病因素的作用下，机体与环境的关系出现失调，机体内部平衡发生紊乱，正气受到损害，机体正常的生理机能与生命活动受到限制或破坏，并表现为一定症状的异常生命活动过程。

中医学中"病"的概念反映了某一类病理变化发生发展全过程的总体属性、特征和规律，一般有特定的病因、病机及演变规律，有较明确的病理特点与固定的临床症状组，有诊断要点并可与相似疾病鉴别。中医学的病，通常是建立在症状学基础上的，是一种宏观上的病，中医学对疾病的划分与命名主要是依据对患者主要症状或症状组的综合概括，如麻疹、水痘、肺痈、痢疾、消渴等，另外一小部分疾病命名则是依据对特定病因与病机的归纳，如中风、伤寒等，皆属疾病的概念。

通过前文分析可以得知，在古文语境中，"证"的涵义相当于对疾病的辨证分型的结果，在一定程度上"证"是对疾病阶段性本质的反映。简单的证仅指病情的某一方面，如就病位而言的表证或里证，就病性而言的寒证或热证，就邪正盛衰而言的虚证或实证。这些不同方面可以并存，因而有表实、里热等组合。而复杂的证则根据临床的实际需求加入了对病因与病机的分析，如心脾两虚证、痰蒙心窍证等，某些时候也可以是对具有一定规律性病机症状的综合性概括，如痰证、血证等，但这一类证候与疾病的概念间界限较为模糊。

证与具有特定病因和特定演化模式的疾病不同，一种病可因具体条件不同而在不同人身上表现为不同的证；一种病对于同一个人也可在不同阶段表现为不同的证，而且这种证的转化顺序还常常表现出某种规律性。证是对疾病临床症状与病机的综合概括，包含了病变的部位、原因、性质及邪正盛衰变化等多方面的内涵，故证能够揭示病变的机制和发展趋势，中医学将其作为确定治法、处方遣药的依据。

"证"与"病"，虽然都是对疾病本质的认识，但"病"的重点是对疾病发生发展全过程病因、病机及演变规律的认识；"证"的重点则在于对患者现阶段健康状态的把握。"症"是医者所诊察到证与病的外在表现，有内在联系的症状组合在一起即构成证候，反映疾病某一阶段或某一类型的病变本质；各阶段或类型的证候贯串并叠合起来，便是疾病的全过程。一种疾病由不同的证候组成，而同一证候又可见于不同的疾病过程中。

辨病与辨证，都是认识疾病的思维过程。辨病是对疾病的诊断，其主要目的在于对患者所患疾病本质属性的确认及对病情的发展与转归的总体性判断；而辨证则是对患者当前证候的辨析，其主要目的在于对患者现阶段的病位、病因、病性、病势及机体功能状态与抗病能力的准确把握，并为最终实施治疗提供依据。

中医诊断是辨病与辨证相结合的结论，但由于对证候的判断是着眼于对患者当前病理状态及变化趋势的综合判断，较辨病更加明确而具体，能够更精确地反映出疾病在现阶段的主要矛盾，因此，在中医临床治疗疾病的实践中，辨证是决定治疗的前提和依据，临床治疗方案的确定与实施，主要是辨证结果决定的。例如，感冒是一种疾病，临床可见恶寒、发热、头身疼痛等症状，但由于引发疾病的原因和机体反应性有所不同，又表现为风寒、风热、暑湿、气虚等不同的证。只有辨清了感冒属于何证，才能正确选择不同的治疗原则，分别采用辛温解表、辛凉解表、清暑祛湿解表、益气解表等相应的治法给予适当的治疗。

中医对于疾病的诊断，通常是依据患者的主症来确定的，相对来讲比较明确，争议较少，但对于"证"的判断，医者往往会根据其个人的学术背景与患者当下的实际健康情况，选用不同的辨证方法，从而使得辨证的结果也具有多样性的特征。如郁病，其辨证通常有虚实之分，实证常见有肝气郁结、气郁化火、痰气郁结数种；虚证多见久郁伤神和阴虚火旺两类。根据不同的原则，郁病还有多种分类方法，如《内经》中载有木郁、火郁、土郁、金郁、水郁，属五气之郁，后世合称五郁。《丹溪心法》将郁病分为气郁、血郁、湿郁、热郁、痰郁、食郁六种，总称"六郁"。又有怒郁、思郁、忧郁等七情郁称内郁；风郁、寒郁、湿郁等六气郁称外郁，及心郁、肝郁、脾郁等脏腑郁证等不一而足。而医者对具体辨证方法与辨证结果的选择，主要是为其选择治疗方法与遣方用药提供理论依据。

综上所述，中医学所谓的"辨证"，有广义与狭义之分，狭义的辨证是辨证候的简称；而广义的辨证则是辨"病"与辨"证"的结合，包括对于患者当前病情的综合分析及其对治疗方案的选择，实际上是包含了医者认识与处理患者所患疾病的思维全过程。笔者认为，从广义上讲，辨证论治是中医临床实践的基本原则，是中医临床诊疗疾病的思维与实践的过程，是中医学认识与处理疾病的基本方法，始终贯穿于中医学诊断、预防、治疗疾病与养生实践的全过程中，指导着中医理、法、方、药在临床上的具体应用。

第十七章　辨证思维与中医临床

中医学是一门理论与实践紧密结合的学问，是一门在生产生活中具有重要作用的实用技术，时至今日，仍然在我国的医疗与保健行业中被广泛应用。中医学的临床诊疗实践无疑是在中医学理论的指导下开展的，但又有其自身的独特性。如果可以把象思维及其指导下建立的藏象学看作是中医学思维方式与认知模式的基础，则辨证思维与辨证论治则无疑是中医临床思维与诊疗模式的核心。

一、中医学的认知结构与辨证思维

思维，是指人们对于事物的本质和事物间规律性联系的理性认识过程，世界纷繁复杂，人之思维即是认知世界的方法。为了更好地理解世界之运行，复杂的思维过程就不可避免地会被抽提为相对简单便捷的各种范式与模型，以利于对类似新事物的快速认知，即为"思维框架"。思维框架是一种认知的结构，是个体判断和认知事物的标准与参考；思维框架也是一套解决问题的逻辑体系，它从不同的维度展开，可以让人们更加全面、高效地思考问题。缺少思维框架的认知只能是一些简单的经验积累，只有建立起思维框架才有了进一步构建系统化理论的可能。

从中医学认知结构与思维框架的角度来看，医学理论与临床实践是一对相对的概念。源自中国传统文化的哲学框架与临床实践经验总结的有机结合构成了中医学的理论，对理论的应用又直接指导了新的临床实践。因此，中医学理论的建构与临床应用是两个完全不同的思维过程。在理论建构的过程中，医者主要思考的是如何将临床实践获得的医学知识改造为可以适应哲学框架的形式与结构，这主要是运用象思维的方法，以藏象学理论为核心构建中医学理论体系。而在真实的临床实践情境中，则是医者面对患者，充分调动并运用自身的理论知识，对患者的健康与疾病状态作出相应的判断，并制定适宜治疗方案的过程，即所谓"辨证论治"。因此，在真实的临床诊疗过程中，实际运用的思维方式更加复杂，并不能简单用"象思维"来概括。由于广义的辨证理论可以认为是指中医学一切有关认识与分析疾病并用于指导确立治疗原则的理论与方法，故可以将在中医临床实践中运用的思维方式概括为"辨证思维"。

二、辨证与论治的关系

医学治疗的目标是恢复患者的健康，对于医者而言，只有通过药物、针灸、导引、养生等等各种治疗手段才能达到这一目标，前期的诊病和辨证等都只是医者认识与理解疾病的思维过程，最终也都是要为治疗服务。辨证与论治是诊治疾病过程中相互联系不可分割的两个方面，是理论和实践相结合的体现。辨证是决定治疗的前提和依据，论治是治疗疾病的手段和方法，辨证论治的过程，就是认识疾病和解除疾病的过程，通过治疗效果可以检验辨证论治的正确与否。

什么是治疗呢？我们可以把治疗简单地概括为使患者从疾病状态恢复为健康状态的一个过程。细究起来包括三个方面的因素：①医者提出的治疗方案；②中药、针灸、导引、养生等治疗手段的实施；③患者接受治疗后的疾病康复过程。其中所谓"治疗方案"，包括治则、治法、方剂与药物的选择，即所谓"论治"，是治疗中最关键的一个环节，也是医者针对具体疾病的一系列思维过程的最终体现。在此，可以根据前文论述进一步把中医诊疗疾病过程中医者的思维过程划分为三步：①诊病：即观察患者，通过中医四诊合参的方法收集患者的病史、症状等相关临床资料；②辨证：即基于四诊合参收集的临床表现，结合藏象、经络、病因病机等中医学理论，运用相应的辨证方法，对患者一定阶段的病情进行综合分析与判断，以明确疾病的病因、性质、部位、病机，以及患者当下的机体功能状态及邪正之间的关系等，并为下一步的治疗提供指导与依据；③施治：即根据辨证得出的结论确立相应的治则与治法，并选择相应的方药或其他治疗手段，使之作用于患者，以达到祛除疾病，恢复健康的目标。

由此可见，诊病－辨证－施治实际上是一个完整的过程，彼此紧密相关，不可分割，其中"辨证"是核心。首先，就"诊病"而言，医者选择了某种辨证方法，自然就需要运用相应的诊法与之匹配。所谓"证候"中的"候"，实际指的是医者诊病过程中所应注意的诊察要点。患者的临床表现众多，但对于辨证而言只有某一些特定的症状才是有意义的，譬如辨治伤寒重诊脉，辨治温病重察舌。显然，这一过程中掺杂了很多医者个人的思想与经验，故就诊断而言，其本质是医者有目的地选择并运用相应的诊法以获取关键信息的主动过程，而并非仅只是对患者临床表现的被动反应。其次，就"施治"而言，治疗方案是在辨证的结果上得出的，其本身就隐含了方案的选择。如外感伤寒，辨证为太阳中风还是太阳伤寒，实际上也就隐含了对桂枝汤与麻黄汤的选择，故辨证与治法实为一体之两面。

进一步言之，其实中医学中代表了人之健康状态的"藏象"与代表疾病本质的"病机"也同样不可割裂看待，在中医学的理论中，藏象、病机、证候与治法四者在实质上是具有内在联系且相互贯通的。如以肝为例："肝主风"是藏象学理论，在病机则表现为"诸风掉眩，皆属于肝"，在证候中则称"肝风内动证"，治法则为"平肝息风"，此四者同时构成了一个从理论到临床、从疾病到治疗的完整的辨证施治过程。在此基础上，诊法的选择是为辨证而服务，方药的运用是对治法的自然延伸，从广义上讲整个中医学理论，就是针对所有疾病的解释模型与干预方法的集合。

三、中医辨证理论的思维框架

上古时期，中华先民对自身疾病与治疗行为的观察与记录形成的经验总结，无疑是构成中国古代医学知识的最初来源；对各种相关医学知识，通过中医学思维方法，总结并提炼出医学知识背后所蕴含的医学规律，则形成了中医学理论；在一定范围内对众多的医学理论进行系统化整合与构建，使之形成一个内容完备、结构完整、逻辑自洽的整体，即中医学理论体系。

散在的医学知识与医学理论并不能称之为理论体系，理论体系是带有内在逻辑性与结构化特征的整体。这种内在的逻辑性与结构化特征，并不是由人创造出来的，而是由医学知识背后的医学规律自身以及构建医学理论所用的思维方法，两方面所共同决定的。人们建立理论体系的过程，实际也是对众多医学理论间相互关系，以及背后所隐含的内在逻辑性与结构化特征发现的过程。在理解了这一点的基础上，再重新审视中医学理论体系，就会发现，以往对中医学理论的认识，着眼点大多都集中在对医学内在规律的发掘上，而对思维方法很少有所触及。因此，可以换一个角度，来重新审视中医学理论体系的结构。

就医学而言，诊治疾病，解除病痛无疑是其核心目标；所谓诊治疾病，也就是医者通过特定的治疗手段作用于患者，使之由疾病状态转变为健康状态的过程；所谓医者选择并运用治疗手段的过程，即为辨证论治。因而，从广义上讲所有的中医学理论与知识，实际上都是为辨证论治服务的。

由此，根据思维方法来源的不同，可以大致上把所有的中医学理论与知识分为三类，即来源于患者的、来源于医者的及对人体理论模型的认知。所谓来源于患者的理论与知识，主要指对于患者所患疾病的描述与认知，包括疾病的病名、症状、脉象、舌象等内容；来自医者的理论，主要是医者针对患者所患疾病诊断与治疗行为所运用的理论。如前所述，其辨证、病因病机与治法实为同一理论内核之不同表述，与服务辨证之诊法及治法延伸之方药，共同组成了源于医者之理论，即所谓辨证论治。对人体理论模型的认知，反映了医者们对于理想中健康人体的推测与想象，主要包括藏象、经络、气血津液等理论。

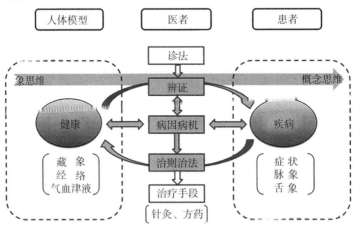

中医辨证理论的思维框架

相对来讲，来自患者的医学知识主要是基于对疾病状态的描述与判断，属于概念思维的范畴。对人体理论模型的认知，则体现了中医学对理想中健康人体的理解，更多的是来源于中国传统文化中的核心观念与医学实践经验的结合，是象思维在中医学中的主要体现。而来自医者的中医学理论，则是建立在患者所患疾病与人体健康模型之间的桥梁，一方面医者通过诊法、辨证与病因病机理论，将人体健康模型与患者疾病状态相比较，用于认知、判断与理解疾病；另一方面，通过治则治法理论指导运用针灸、方药等治疗手段，对患者进行治疗与干预，使之得以恢复健康状态。

在源于医者的诸多理论当中，辨证、病因病机与治则治法理论是其主体内容，医者主要以此三大理论为中介，建立起疾病现象与健康模型之间的关系。正因为如此，这三大理论是中医学历史发展中最具活力、发展最快的部分。在中医学的发展史上，对辨证、病因病机与治则治法这三大理论中任何一点的突破，往往也就意味着医者在疾病现象与健康模型之间建立起新的联系，这通常都会伴随着重大的医学理论创新。

四、辨证思维的三个层次

我们通常所说的辨证理论，其实可以有广义与狭义的两种不同理解。狭义的辨证理论，即指在《中医诊断学》教材中所论述的辨证理论，即在中医学理论指导下，对诊法所收集的各种临床资料进行分析、综合，从而对疾病当前的病位与病性等作出判断，并概括为完整证名的诊断思维过程。其主要内容通常包括八纲辨证、脏腑辨证、经络辨证、病因辨证、气血津液辨证、六经辨证、卫气营血辨证、三焦辨证等八到十种得到共识的辨证方法，及由此而得出的一二百种证候。狭义的辨证理论实际上是根据中医学院校教育的需要而开展教材建设的产物。然而，本章所着重讨论的中医学辨证理论体系，即广义的辨证理论，其不仅指教材中归纳的这几种经典方法，还应当是指中医学一切有关认识与分析疾病，并用于指导确立治疗原则的理论与方法，即在中医学的临床实践中实际运用的辨证理论。

如果抛开具体的理论与方法，从宏观的思维方式上重新审视辨证理论体系，会发现中医学中的各种辨证理论，根据其具体方法、目标及思维成熟度的不同，大致可以划分为三类不同层次的理论。这三个层次的理论分别在不同维度上展开，彼此间相互关联而又互补，同时在一定程度上也代表了中医学辨证理论发展的过程与趋势。

1. 方证相应　从前文分析可知，广义的辨证理论可以认为是中医学认识疾病、指导治疗的基本原则与方法。那么，在上古时代，医学初创之时，人们是怎么来认识疾病的呢？无疑首先是通过症状。

从广义上讲，症状是对疾病发生发展过程中各种异常外在表现的统称，可以是患者异常的主观感觉或行为表现，如恶寒发热、恶心呕吐、烦躁易怒等，也可以是医生通过望闻问切等中医诊断方法检查时发现的异常征象，如面色、舌苔、脉象等。

症状并不是疾病，疾病一般都有特定的病因、病机及演变规律，有较明确的病理特点与固定的临床症状群，有诊断要点并可与相似疾病鉴别，且能够反映某一类病理变化发生发展全过程的总体属性、特征和规律。而症状则简单的多，只是对某一类外在临床表现的归纳。从某种意义上讲，可以认为症状是疾病状态在患者身上呈现的外在表现。

根据象思维"有诸内必形诸外"的原则，外在表现之下一定有着内在的原因，比如中医学认为疼痛的原因无非两种：不荣则痛或不通则痛，因而治疗时也大体应当从这两方面入手，由此则所有头痛归于一类，不仅在理论认识上是顺理成章的，在临床实践中也有着现实的指导意义。进一步分析，所谓"不荣则痛"与"不通则痛"即为疼痛之虚实不同，在症状上也有着明确的差别，通过喜按或拒按、钝痛或锐痛等特征可以很轻松地鉴别出来，在临床上就代表着对治疗方案的不同选择。由此，每一份成熟的治疗方案（以方剂为代表），自然也就对应着一组特定的临床表现。经过长期的临床实践验证，对方剂与相应的症状群之间关系有了充分的认知，并把每个方剂所能够治疗的症状群视为一个独立的证候，即为"方证相应"。

以方证相应的方法来认识与治疗疾病，无疑是中医学最初的表现形式，早期医学文献中的记载，都是以"方证相应"的方式来体现的，典型的如《五十二病方》、老官山出土医简等，张仲景的《伤寒论》与《金匮要略》是这一方法的集大成者，此后又在历代方书中延续传统（典型者如《太平惠民和剂局方》）。从本质上讲，所有的中医辨证最终都可以还原成某一药物组合，可针对性治疗某组症状群的表达形式，因而方证相应可以被看作中医辨证最底层的基础。时至今日，在中医学的著作中，实际上仍有很大比例的临床经验并没有被纳入到已有的辨证理论当中来，仍以方证相应的方式被记录，这些经验也同样是中医学的宝贵财富，是中医学理论未来发展的基础。

2. 辨证分型　所谓辨证分型是指针对具体疾病的证候分型。比起单纯的"方证相应"来，辨证分型首先需要对疾病进行诊断，而后还要针对具体疾病提出相应的辨证方法与原则，并区分证候分型以指导治疗。从思维的角度上讲，无疑更加抽象，也更加高级。

中医学的病，是建立在症状学基础上的一种宏观上的病，中医辨病主要是根据对患者健康威胁最大或患者感觉最痛苦的一个或一组病理表现（即主症）而确定的。当患者所患的"病"确定之后，下一步就应当根据辨证分型所得到的结果将疾病分为多个不同的证候类型，并据此来拟定治疗方案。如中风可分为中经络、中脏腑，喘促可分为虚喘、实喘，头痛可划分六经头痛等。

辨证分型的方法，在中医学发展的历史中渊源已久。在《黄帝内经》中，将咳嗽分为"五脏咳"；依据风、寒、湿之病因不同，将痹证分为"行痹""痛痹"和"着痹"，以上都是对辨证分型方法的最早应用。中医学经过数千年的发展，形成了一些固定的方法与套路，通常包括辨病性、辨病位、辨病因等，此外，有时还需要考虑如辨运气、辨预后等多方面的内容。

对于疾病进行辨证，首先要辨的就是病性。所谓病性，指的就是疾病的虚、实、寒、热等属性，这是中医学辨证理论的核心内容。中医学认为，人所患之疾病虽然千变万化，但归纳起来，最重要的无过于虚、实、寒、热四种属性，再加上辨病位中的表、里，只要掌握此六者，据此施治就不会出现原则性错误，若再加上统摄此六种属性的阴、阳属性，即为"八纲"，可以作为中医辨证理论总纲。故《医学心悟·寒热虚实表里阴阳辨》曰："病有总要，寒、热、虚、实、表、里、阴、阳，八字而已。病情既不外此，则辨证之法亦不出此"。

中医学之病性，除"八纲"之中的虚、实、寒、热外，其实还应包括气血的通与滞，但通常情况下"通"为正常的生理状态，临床辨证时往往舍弃不谈，而"滞"则依据临床表现不同有多种名称，如气滞、气郁、血瘀、痰阻等。故虚、实；寒、热；通、滞实为三组两两相对的组合，以虚实来概括正邪之强弱，以寒热来说明阴阳之盛衰，以通滞来说明气机之运动，从三个不同的维度即可以对疾病的性质进行准确定位。

辨病位，即根据疾病的不同表现来推求发生病变的部位，从而为确定治疗原则提供根据。由于所运用中医学理论的不同，对病变部位的划分也有多种方法，常见有区分表里、上下、内外、脏腑、经络、卫气营血、三焦等。中医学的病位与西医学的病位不同，其并不是指病理改变实际发生的部位，而是指针对疾病的治疗干预所希望作用的部位，因此中医学的病位更多是一个相对的概念，是根据医者所希望达到的目的及其所运用的医学理论而确定的，故同样是外感风寒，医者可以将之辨为表证，也可以依据六经辨证辨为太阳病，或依据卫气营血辨证辨为气分证，也可依据脏腑辨证辨为风邪袭肺证等。

辨气血阴阳，指的是辨别人体哪一类别的组成受到疾病损伤。此处所谓"气血阴阳"为泛指，代指人体可分为多种不同的组成部分，如分为无形之"气"与有形之"血"，或分为具有温煦、推动作用的"阳"与具有滋润、濡养作用的"阴"，以及精、气、津、液、营、卫等多种不同的组成，甚至病理产物之痰与瘀，也应在此论及。在中医学辨证理论中，单讲病性的虚、实、寒、热、通、滞往往过于宽泛，多需要结合气血阴阳才可以切实有效地指导临床，如阴虚、阳亢、气滞、血瘀等。此外，从广义上讲，这也是从另一个维度上对疾病的定位，往往需要与辨脏腑病位等内容相结合考虑，如心气、脾阴、肾精等，可将疾病定位的更为精准。

辨病因也是中医辨证的重要内容之一，有很多医者都将区分疾病外感与内伤病因作为辨证的第一个步骤。《杂病源流犀烛·内伤外感源流》曰："内伤外感，内外因所生病也。外感者，风寒暑湿燥火六淫之邪，感乎一身。内伤者，饮食劳逸七情之逆，伤及五脏。外感当泻不当补，内伤当补不当泻，治法迥别……内伤外感之相反，而治法之不同如此，医者安可不先了然于心，以使了然于临症时哉。"说明了区分外感与内伤的重要性。

在明确外感与内伤病因的基础上，还要进一步根据疾病不同的病因、病机及病理表现对疾病作出基本的分类，从而为确定治疗原则提供根据。最为常用的分类方法是根据病因将疾病划分为外感病证与内伤病证两大类，其中外感病依据感受六淫病因的不同，分为风、寒、暑、湿、燥、火六类病证；内伤病的分类方法较多，标准也不一，被广泛接受的是根据疾病所呈现的不同病理表现而分为气、血、痰、郁、虚等，此有其他的多种分类方法。《笔花医镜·内伤外感杂治说》曰："而表里之中，又有内伤外感之治焉。内伤者里症也，而有气血痰郁四字之分；外感者表症也，而有风寒暑湿燥火六字之别。再详其治法，医无余蕴矣。"

中医辨证在有些情况下，还需要考虑五运六气变化的影响，很多医者会依据当年五运的太过不及、六气的司天在泉及客主加临等不同情况，来推测疾病的发生和流行规律，从而指导用药以提高其治疗的成功率。

此外，医者还需要根据疾病的不同表现来推求疾病的危重程度与未来演变趋势，即对于疾病预后，尤其是生死的预测，同样是中医辨证的重要内容。中医典籍中有着大量描述疾病易愈生证与难治死证区别的内容，为确定正确的治疗原则提供了依据。

中医各科疾病的辨证分型并不是固定不变的，其一方面固然是由患者的病理表现所决定，另一方面也受到医学理论发展与医者个人学术背景等多方面的影响，同时还与医者针对具体患者所选择的治疗思路有关。由于各种辨证方法形成的历史时期不同，因而各有其特点，适用范围各有侧重，医者可根据患者病情的不同，在临床实践中有针对性地选择相应的辨证方法。当医者治疗患者时，确立治法与选用方药实际上也与辨证的过程息息相关。如水肿的辨证有多种方法，以阴阳属性区分，可分为阳水和阴水；从症状表现上区分，则可分为风水、皮水、正水、石水、黄汗；从五脏虚实区分，则可分为心水、肝水、脾水、肺水、肾水；从气机变化区分，又可分为病在气分与病在血分等多种不同的辨证方法；各种不同辨证方法分别有对应的治疗原则与方法，供医者在临床实践中灵活选用，而医者对具体辨证方法与辨证结果的选择，则主要是为其选择治疗方法与处方用药提供理论依据。由于不同医者学术背景与经验积累的不同，面对同样的患者时，也往往会辨为不同的证候，最终需要以实践来检验辨证的有效性。这一现象正是中医学各家争鸣的表现，中医学正是在不断地创新与实践验证中不断进步的。

3. 审察病机　"审察病机"的概念最早出自《黄帝内经》，在《素问·至真要大论》中总结了病机十九条，从脏腑病位、病因、病性等方面阐述了不同临床表现的病机归属，提示了治疗原则，并将之归纳为"审察病机"的原则，是对辨证论治最早的表述形式。然而，病机十九条虽名为"病机"，但细考其文字，与现在从教材中学到的病机术语相去甚远。常用的病机术语，如"风寒袭表""湿热下注"之类，其实是在明代才真正发展成熟的。病机术语的出现，对于中医学而言，无疑是重大的进步。但究其实质，是对疾病或证候的病因、病性、病位等辨证结果的综合体现。通过辨证来认识病机，反过来又可以通过病机变化的规律来指导临床辨证。

通过搜集并分析所有的病机术语，可以发现常见的绝大多数病机，大致由辨病因、辨病位、辨气血阴阳与辨病性四个方面的辨证内容组成，不过是将多个维度的不同辨证结果相互组合。基本的阴阳失调、邪正盛衰、气血津液失常、内生五邪等各类病机，其实皆为对疾病辨证结果的提炼与概括。如风寒袭表，拆开来看，"风"与"寒"为病因，"表"为病位，即为六淫病因中之"风""寒"作用于表里病位之"表"所致之病理变化；又如心肺阳虚，即为五脏病位中的"心""肺"之"阳"，出现病性为"虚"的病理变化；再如气虚痰阻，则为人体之"气"出现病性为"虚"的病理变化，并引发了"痰"的病理产物，从而阻滞气机的运动。以上所谓"风""寒""表""心""肺""阳""虚""气""痰"等，皆由辨证而来。

然而，病机不仅是对辨证结果的综合概括，更是代表了医者对于疾病规律的深刻理解。单纯对疾病病性、病位与病因的判断，主要是依据患者刻下的临床表现，但病机却并不等同于各个维度辨证结果的简单叠加，而是建立在对疾病的发生、发展与变化的全面系统认识上的再创新。人体的疾病极为复杂，在同一个时间点上可能表现出多种不同的病理状态，这就需要根据实际情况作出取舍。比如病性有虚、实、寒、热，病位有脏腑、经络、表里、气血津液，病因有六淫、七情、饮食劳倦，但所有因素不可能事无巨细地全部考虑，必须寻找到其中真正决定病情发展的主要矛盾与关键要素，这就是病机。正如"机"的最初涵义是指弩机，即弩上用于控制射出弩箭的关键结构，引申为"病机"，是疾病发展到当前阶段的核心问题及解决问题的关键切入点，以此作为指导治疗的依据，才能无往而不利。故中医辨证的核心即在于辨病机，"治病求本"的精神实质在于审机论治。

综上所述，方证相应、辨证分型、审察病机实为中医辨证的三个层次：症状是医者所诊察到证与病的外在表现，症状不会在患者身上单独出现，而是由若干有内在联系的症状组合在一起构成证，医者凭借经验据此遣方用药，即为"方证相应"。方证相应是辨证最底层的思维，也是中医辨证基础，所有的治疗最终都可以还原为方证相应的形式。证反映了疾病某一阶段或某一类型的病变特征，各阶段或类型的证组合起来便是疾病的全过程，据此将某一疾病全面考虑划分为不同类型分别论治，即为"辨证分型"。辨证分型的思维层次无疑要比方证相应高级，因为前者不仅要对患者个人的临床表现足够清楚，更要对疾病全程的特征表现有全面的认识与综合的判断。病机则是对多个不同维度辨证分型结果的综合分析，在很大程度上体现了医者对疾病发生、发展与变化规律的理解与把握。故可以认为证是病机的外在反映，病机是证的内在本质，"审察病机"为中医辨证最高级的思维形式。中医学中疾病辨证的历史发展，即是从方证相应到辨证分型，再到审察病机，正是代表了中医学理论从疾病的个别现象走向普遍一般规律，从具体走向抽象的过程，代表了中医学理论历史发展的必然趋势。

当前中医发展中所需要解决的核心问题实际上是"中医现代化"问题，即中医学在现代如何发展的问题。而从历史上看，辨证理论的发展与创新，也正是中医学术发展的主线，而现代中医学之未来发展，也必离不开临床上辨证理论发展的推动。对于中医辨证思维的认识，有助于更加准确地理解中医学理论，可为中医学之现代发展启迪方向。

参考文献

[1] 张岱年. 文化与哲学 [M]. 北京: 教育科学出版社, 1988.

[2] 葛兆光. 中国思想史 [M]. 上海: 复旦大学出版社, 2005.

[3] 冯友兰. 中国哲学史新编 [M]. 北京: 人民出版社, 1998.

[4] 张岱年. 中国哲学史大纲 [M]. 南京: 江苏教育出版社, 2005.

[5] 张立文. 中国学术通史 (先秦卷) [M]. 北京: 人民出版社, 2004.

[6] 周桂钿, 李祥俊. 中国学术通史 (秦汉卷) [M]. 北京: 人民出版社, 2004.

[7] 邬昆如. 文化哲学讲录 (二) [M]. 台北: 台湾东大图书有限公司, 1982.

[8] 葛懋春, 蒋俊. 梁启超哲学思想论文集 [M]. 北京: 北京大学出版社, 1984.

[9] 刘长林. 中国象科学观 [修订版] [M]. 北京: 社会科学文献出版社, 2008.

[10] [英] 爱德华·泰勒. 原始文化 [M]. 上海: 上海文艺出版社, 1992.

[11] [德] 康德著, 韦卓民译. 判断力批判 (上下) [M]. 北京: 商务印书馆, 1985.

[12] 洪汉鼎. 诠释学——它的历史和当代发展 [M]. 北京: 人民出版社, 2001.

[13] 彭启福. 理解之思——诠释学初论 [M]. 合肥: 安徽人民出版社, 2005.

[14] [美] 托马斯·库恩. 科学革命的结构 [M]. 北京: 北京大学出版社, 2003.

[15] [美] 托马斯·库恩. 必要的张力——科学传统与变革论文选 [M]. 北京: 北京大学出版社, 2004.

[16] 杨柳桥. 庄子译诂 [M]. 上海: 上海古籍出版社, 1991.

[17] 管子/中华经典藏书 [M]. 李山, 译注. 北京: 中华书局, 2007.

[18] 吕氏春秋·淮南子 [M]. 杨坚, 点校. 长沙: 岳麓出版社, 2006.

[19] 班固. 白虎通 [M]. 杭州: 浙江大学出版社, 2021.

[20] 钟肇鹏. 春秋繁露校释 [M]. 石家庄: 河北人民出版社, 2005.

[21] 王明．太平经合校［M］．北京：中华书局，1960.

[22] 印会河．中医基础理论/统编五版教材［M］．上海：上海科技出版社，1984.

[23] 吴敦序．中医基础理论/普通高等教育中医药类规划教材［M］．上海：上海科技出版社，1995.

[24] 孙广仁．中医基础理论/新世纪全国高等中医院校规划教材［M］．北京：中国中医药出版社，2002.

[25] 张其成．中医哲学基础/新世纪全国高等中医药院校七年制规划教材［M］．北京：中国中医药出版社，2004.

[26] 邢玉瑞．中医思维方法/高等中医院校创新教材［M］．北京：人民卫生出版社，2010.

[27] 严世芸．中医各家学说/新世纪全国高等中医院校规划教材［M］．北京：中国中医药出版社，2003.

[28] 曹洪欣，潘桂娟．中华医学百科全书（中医药学中医基础理论）［M］．北京：协和医科大学出版社，2020.

[29] 李经纬．中国医学通史（古代卷）［M］．北京：人民卫生出版社，2000.

[30] 李经纬，张志斌．中医学思想史［M］．长沙：湖南教育出版社，2006.

[31] 胡镜清．中医学原理通论［M］．北京：人民卫生出版社，2022.

[32] 廖育群．重构秦汉医学图像［M］．上海：上海交通大学出版社，2012.

[33] 李如辉．发生藏象学［M］．北京：中国中医药出版社，2003.

[34] 谭春雨．中医发生学探微［M］．北京：中国中医药出版社，2013.

[35] 刘长林．内经的哲学和中医学的方法［M］．北京：科学出版社，1982.

[36] 何裕民．差异、困惑与选择：中西医比较研究［M］．沈阳：沈阳出版社，1990.

[37] 何裕民，张晔．走出巫术丛林的中医［M］．上海：文汇出版社，1994.

[38] 李良松，郭洪涛．出入命门：中医文化探津［M］．北京：中国人民大学出版社，2007.

[39] 杨金长，李艳．中医哲学概论［M］．北京：人民军医出版社，2007.

[40] 孙广仁．中国古代哲学与中医学［M］．北京：人民卫生出版社，2009.

[41] 苏培庆，战文翔．中医哲学概论［M］．北京：中国中医药出版社，2009.

[42] 张其成．中医文化精神［M］．北京：中国中医药出版社，2016.

[43] 张其成．中医生命哲学［M］．北京：中国中医药出版社，2016.

[44] 邢玉瑞. 中国古代天人关系理论与中医学研究 [M]. 北京：中国中医药出版社，2017.

[45] 邢玉瑞. 中医模型化推理研究 [M]. 北京：中国中医药出版社，2021.

[46] 张宇鹏. 藏象新论——中医藏象学的核心观念与理论范式研究 [M]. 北京：中国中医药出版社，2014.

[47] 盖建民. 道教医学 [M]. 北京：宗教文化出版社，2001.

[48] 黄帝内经素问 [M]. 田代华，整理. 北京：人民卫生出版社，2005.

[49] 黄帝内经灵枢 [M]. 田代华，整理. 北京：人民卫生出版社，2005.

[50] 难经校释 [M]. 南京中医学院，校释. 北京：人民卫生出版社，2009.

[51] 张仲景. 伤寒论/中医临床必读丛书 [M]. 钱超尘，郝万山，整理. 北京：人民卫生出版社，2005.

[52] 张仲景. 金匮要略/中医临床必读丛书 [M]. 何任，整理. 北京：人民卫生出版社，2005.

[53] 神农本草经/中医十大经典系列 [M]. 北京：中国医药科技出版社，2018.

[54] 王叔和. 脉经/中医临床必读丛书 [M]. 贾君，整理. 北京：人民卫生出版社，2007.

[55] 中藏经/中医临床必读丛书 [M]. 谭春雨，整理. 北京：人民卫生出版社，2007.

[56] 巢元方. 诸病源候论校注 [M]. 丁光迪，校注. 北京：人民卫生出版社，1992.

[57] 孙思邈. 备急千金要方校释 [M]. 李景荣，校释. 北京：人民卫生出版社，2014.

[58] 陈言. 三因极一病证方论 [M]. 王咪咪，整理. 人民卫生出版社，2007.

[59] 宋乃光. 刘完素医学全书/唐宋金元名医全书大成 [M]. 中国中医药出版社，2006.

[60] 徐江雁. 张子和医学全书/唐宋金元名医全书大成 [M]. 中国中医药出版社，2006.

[61] 萧国钢. 儒门事亲研究 [M]. 北京：中医古籍出版社，1998.

[62] 张年顺. 李东垣医学全书/唐宋金元名医全书大成 [M]. 中国中医药出版社，2006.

[63] 田思胜. 朱丹溪医学全书/唐宋金元名医全书大成 [M]. 北京：中国中医药出版社，2006.

[64] 刘时觉. 丹溪学研究 [M]. 北京：中国古籍出版社，2004.

[65] 李志庸. 张景岳医学全书/明清名医全书大成 [M]. 北京：中国中医药出版社，2002.

[66] 李中梓. 医宗必读 [M]. 北京：人民卫生出版社，2006.